Carolin Caprano

Hautkrankheiten des Pferdes
- ganzheitlich verstehen und behandeln

CapKo - Books

Impressum

© 2017 Carolin Caprano
Kontakt: www.carolin-caprano.com

publiziert von: CapKo – Books
Kontakt: www.capko-books.de

Lektorat: Britta Weber (www.translation-weber.de)
Covergestaltung: © Carolin Caprano
Titelfoto: © svetas/Shotshop.com

ISBN: 9783743151321

Herstellung und Verlag: BoD -Books on Demand, Norderstedt

Bibliografische Information der Deutschen Nationalbibliothek
Die Deutsche Nationalbibliothek verzeichnet diese Publikation in der Deutschen Nationalbibliografie; detaillierte bibliografische Daten sind im Internet über http://dnb.d-nb.de abrufbar.

Das Werk einschließlich aller seiner Teile ist urheberrechtlich geschützt. Jede Verwertung außerhalb der engen Grenzen des Urheberrechtsgesetzes ist ohne Zustimmung der Autorin unzulässig und strafbar. Dies gilt insbesondere für Vervielfältigung, Übersetzungen, Mikroverfilmungen und die Einspeicherung und Verarbeitung in elektronische Systeme.

Haftungsausschluss: Die Autorin hat sich um richtige und zuverlässige Angaben bemüht. Fehler können jedoch nicht vollständig ausgeschlossen werden. Eine Garantie für die Richtigkeit der Angaben kann daher nicht gegeben werden. Eine Haftung für Schäden oder Unfälle wird aus keinem Rechtsgrund übernommen.
Die Wirkmechanismen einiger der im Buch genannten Therapieverfahren werden in wissenschaftlichen Studien kontrovers diskutiert und sind nicht abschließend belegt.

Bilderverzeichnis

Fotos

© Weitblick/Shotshop.com: S. 6
© ramunas/Shotshop.com: S. 37
© Carolin Caprano: S. 52, 72, 107, 113, 115, 120, 134
© regtoe/Shotshop.com: S. 79
© Bianca Oster: S. 84, 87
© Anna Brehme: S. 91
© Birgitt Habich: S. 109, 110
© anjajuli/Shotshop.com: S. 132
© Sarah Korus: S. 148

Illustrationen

© Carolin Caprano

Carolin Caprano

Hautkrankheiten des Pferdes
- ganzheitlich verstehen und behandeln

CapKo - Books

Inhalt

Vorwort	S. 1
1 Entwicklungsgeschichte des Pferdes	S. 3
2 Die Aufgaben der Haut	S. 7
3 Anatomien der Haut	S. 10
4 Einfluss innerer Organe auf die Haut	S. 19
5 Der Säure-Basen-Haushalt	S. 24
6 Übersäuerung als Faktor für Hautkrankheiten	S. 26
7 Toxische Belastungen	S. 38
8 „Darm fit, alles fit?" – Die Darmsanierung als Basis für gesunde Haut	S. 47
9 Pflanzliche Stoffwechselkuren	S. 55
10 Homöopathisch entgiften	S. 59
11 Mit Schüssler-Salzen gegen Übersäuerung	S. 67
12 Typische Erkrankungen der Haut des Pferdes	S. 70
12.1. Haarausfall	S. 70
12.2. Ekzem (allgemein)	S. 74
12.3. Das Sommerekzem	S. 79
12.4. Die Mauke	S. 83
12.5. Nesselsucht	S. 90
12.6. Kontaktallergie	S. 94
12.7. Futtermittelallergie	S. 96

12.8. Sonnenbrand	S. 99
12.9. Verbrennungen	S. 102
12.10. Warzen (Papillome)	S. 104
12.11. Einschuss	S. 108
12.12. Satteldruck	S. 112
12.13. Parasitosen	S. 114
12.14. Hautpilz	S. 118
12.15. Wunden und Verletzungen	S. 122
12.16. Strahlfäule	S. 125
13 Die Haut als Spiegel der Seele	**S. 128**

Anhang

Lexikon	S. 139
Futterergänzungsmittel	S. 139
Salben, Cremes, Öle etc.	S. 143
Die Autorin	S. 148
Literatur- und Quellennachweis	S. 149

Vorwort

Nicht nur bei uns Menschen, sondern auch bei den Pferden sind Erkrankungen der Haut kein seltenes Problem. Ausschläge, Ekzeme, Allergien, Parasiten, um nur ein paar Themen aufzuzählen, machen unseren Begleitern auf vier Hufen regelmäßig zu schaffen. Doch warum ist das so?

Die Haut, ihre vielfältigen Funktionen und ihre Bedeutung für die Gesundheit des Pferdes werden leider meist sehr unterschätzt. Dabei wäre ein Leben ohne dieses „Organ" undenkbar und es ist zudem äußerst schwer bis gar nicht zu ersetzen.

Dabei gibt es verschiedene Zusammenhänge des Pferdeorganismus, die wir verstehen lernen müssen. Zum einen spielt die Gesundheit innerer Organe eine wichtige Rolle, damit auch die Haut gesund und intakt bleibt.
Mangelnde Leistung von inneren Entgiftungsorganen, Übersäuerung des Organismus oder toxische Belastungen stellen gar nicht selten die Ursache für das Ausbrechen einer Hauterkrankung dar.

Zum anderen gibt es aber auch seelische Faktoren, die sich im Äußeren des Pferdes wiederspiegeln können. Artgerechte Haltung, Umgang und Fütterung sind die Basis für ein gesundes und zufriedenes Pferd. Werden bestimmte Grundbedürfnisse nicht erfüllt, so entsteht dadurch massiver Stress für die Tiere und das kann sich wiederum nach außen in Form einer Hautproblematik zeigen.

Das Buch „Hautkrankheiten des Pferdes - ganzheitlich verstehen und behandeln" soll Ihnen helfen, diese Zusammenhänge besser zu begreifen. Zudem werden die häufigsten Hautkrankheiten des Pferdes besprochen und wie Sie gezielt mit naturheilkundlichen Methoden selbst unterstützen können.
Dabei geht das Buch sowohl auf Therapieansätze zur Bekämpfung der Ursache ein, als auch auf Möglichkeiten akute Symptome rasch zu lindern.

Aber es werden auch Grenzen aufgezeigt und darauf hingewiesen, ab wann spätestens ein erfahrener Tierheilpraktiker oder Tierarzt die Behandlung übernehmen oder begleiten muss.

Viel Spaß beim Lesen!

1. Entwicklungsgeschichte des Pferdes

Das Pferd wurde während seiner langen Entwicklungsgeschichte zum *Steppentier*. Es ernährte sich entsprechend dem Nahrungsangebot vor allem von rohfaserreichem und energiearmem Futter. Um seinen täglichen Bedarf in der kargen Steppe zu decken, musste das Pferd lange und kontinuierlich fressen und kam dabei auf eine Fresszeit von bis zu 16 Stunden pro Tag. Der Magen des Pferdes ist übrigens im Verhältnis zur Gesamtgröße des Tieres relativ klein und hat im Durchschnitt ein Fassungsvermögen von 12 - 14 Litern. Er ist zudem nur begrenzt dehnfähig. Daraus ergibt sich, dass Pferde über den ganzen Tag verteilt kleinere Mengen Futter aufnehmen sollten.

Um die tägliche Nahrungsmenge aufnehmen zu können, legte das Pferd lange Strecken zurück. Das Grasen als solches war dabei mit einer langsamen, aber stetigen Fortbewegung verbunden. Pferde bewegten sich ursprünglich also allein zur Futteraufnahme schon ungefähr 2/3 des Tages im Schritt langsam vorwärts.
Die langsame aber kontinuierliche Fortbewegung hielt den Bewegungsapparat gesund und die Hufe nutzten sich auf natürliche Weise ab.

Ein weiteres Merkmal dieser Lebensbedingungen waren relativ große Temperaturschwankung zwischen Tag und Nacht. Die Pferde entwickelten deshalb eine hervorragende Thermoregulation, die es ihnen ermöglichte, sich diesen Unterschieden der Temperatur anzupassen. Die Sonneneinstrahlung war zudem für die Gesunderhaltung wichtig, da Pferde einen relativ hohen Bedarf an Sonnenlicht für bestimmte Stoffwechselprozesse haben. Unter Sonneneinstrahlung bildet der Körper ausreichende Mengen des sogenannten „Sonnen-Vitamins" D3 in der Haut.

Durch einen Klimawandel änderten sich die Bodenverhältnisse und der einstige Vielzeher wurde zum Einzeher (Huf). Die Entwicklung zum Pferdehuf brachte auch gleichzeitig eine Vergrößerung des Körpers (Stockmaß der Tiere) mit sich. Dies ist ein Hinweis darauf, dass schon damals die Flucht vor einer Gefahr, wie z.B. einem Raubtier, dem Pferd als beste Verteidigungsform diente.

Durch diese anatomischen Voraussetzungen war es bestens für die Flucht in einer relativ offenen Landschaft geeignet. Vor allem die Sinnesorgane, also Augen, Ohren und Nase sind beim Pferd deshalb besonders gut ausgeprägt, um möglichst schnell Gefahren zu erkennen und entsprechend darauf zu reagieren. Dabei stellt übrigens auch das Scheuen eine natürliche Reaktion des Pferdes dar, wenn eine potenziell gefährliche Situation wahrgenommen wird. Denn erst, wenn keine Fluchtmöglichkeit besteht, beginnt ein Pferd sich durch Ausschlagen oder auch Beißen zu verteidigen.

Auch andere Körperfunktionen, wie der Atmungsapparat, das Herz-Kreislaufsystem oder die sogenannte Speicher-Milz sind für eine schnelle Flucht entwickelt. „AAM" ist dabei der Fachausdruck für den „angeborenen auslösenden Mechanismus", der genetisch bedingt ist und die Fluchtreaktion des Tieres bestimmt. Pferde gehören also zu den

Fluchttieren und sind deshalb auch insgesamt eher ängstliche Tiere.

Als *Herdentier* verfügen Pferde über ein ausgeprägtes Sozialleben. Leben in der Gruppe bzw. Herde bietet einem Fluchttier viele Vorteile. Viele Augen- und Ohrenpaare können Gefahren schneller und besser ausmachen. Dazu gibt es außerdem immer einzelne ranghohe Tiere (den Leithengst und die Leitstute), die in besonderem Maße über die gesamte Herde wachen. Aber auch die Sozialkontakte als solche sind für Pferde ein wesentlicher Bestandteil des Zusammenlebens.

Die Klärung einer Rangordnung ist dabei ein ebenso wichtiger Teil des Soziallebens, wie das Knüpfen von Freundschaften einzelner Tiere untereinander. Pferde, die sich gut verstehen, betreiben dann auch Körperkontakte wie gegenseitige Fellpflege oder zeigen Spielverhalten. Zum sogenannten Komfortverhalten (→ Aktivitäten, die unmittelbar der Körperpflege zugeordnet werden können) zählen zum Beispiel noch das Wälzen oder Scheuern.

Damit aus Wildpferden Haustiere wurden, fing der Mensch kleinere Gruppen Wildpferde und sperrte sie ein, um sich dann um sie zu kümmern und mit Futter zu versorgen. Behalten wurden wiederum nur Pferde, die sich auch besonders umgänglich zeigten und leichter zahm wurden. Unter dem Begriff Domestikation versteht man also Veränderungsprozesse von Wildtieren, die vom Menschen über viele Generationen hinweg getrennt von der Wildform gehalten wurden und zum Haustier wurden. Durch gezielte

Selektion und Zucht nahm der Mensch zudem Einfluss auf das äußere Erscheinungsbild und förderte typische Charaktereigenschaften. So entstanden auch die verschiedenen Pferderassen, basierend auf den Merkmalen der jeweiligen Wildpferdart.

Eine grundlegende Einteilung der verschiedenen Typen erfolgt in der heutigen Zeit nun in Großpferde, Kleinpferde und Ponys. Groß- und Kleinpferde können zudem noch in Kaltblüter, Warmblüter und Vollblüter eingeteilt werden.

Unabhängig von der Rasse bleibt das Pferd stets ein Pferd mit gleicher Anatomie und Physiologie, ursprünglichen Instinkten und Bedürfnissen.

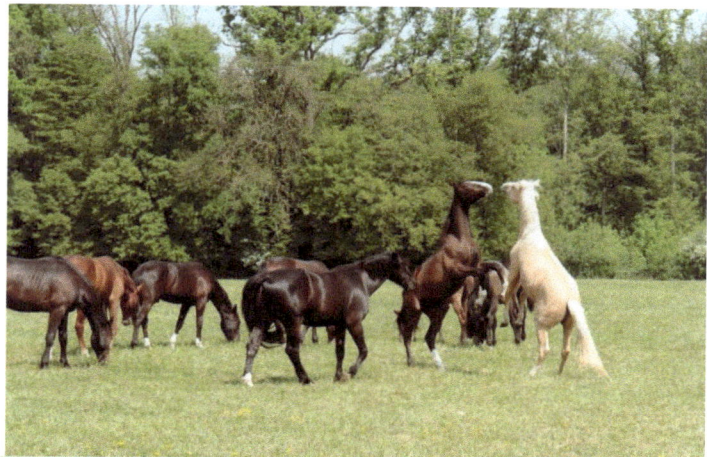

Alle Hauspferde haben grundsätzlich die gleichen Bedürfnisse, wie ihre wilden Vorfahren

2. Die Aufgaben der Haut

Die Haut des Pferdes ist ein besonders wichtiges Organ mit einer großen Anzahl an unterschiedlichen Aufgaben. Sie ist das größte „Sinnesorgan" dieser Tiere und bedeckt die gesamte Oberfläche ihres Körpers.

Wie wichtig dieses Organ ist, kann man verstehen, wenn man sich die große Anzahl an unterschiedlichen Aufgaben vor Augen führt. Zum einen grenzt Sie den Organismus nach außen zur Umwelt hin ab. Auf der anderen Seite aber, ist die Haut mit all ihren Sinneszellen auch gleichzeitig eine Verbindung nach außen.

Die unterschiedlichen Aufgaben der Haut, wollen wir uns nun einmal genauer anschauen:

Schutzfunktion

Zu allererst übt die Haut eine Schutzfunktion gegen chemisch, mechanische und bakterielle Reize aus.
Durch ihren Bestandteil an Zellen die immunologisch fungieren, gewährleistet die Haut eine Abwehr gegen Bakterien und Viren, Allergene und Pilze.

Je nach Beanspruchung durch mechanische Reize kann sie dann auch verschiedene Formen vom Aufbau her annehmen. Wir sprechen dann von sogenannten Hautanhangsgebilden, wie zum Beispiel den Haaren bzw. dem Fell, oder von Hautmodifikationen, wie beim Pferd die Hufe.

Ausscheidung

Durch ihre Schweiß- und Talgdrüsen ist die Haut ein wichtiges Ausscheidungsorgan. Stoffwechselprodukte wie Salze, Fette, Harn- oder Kohlensäure werden durch die Haut aus dem Körper ausgeschieden.
Auf der anderen Seite speichert die Haut aber auch wiederum Fette, Mineralstoffe, Vitamine, Flüssigkeit und Blut und ist deshalb auch ein *Speicherorgan*.

Sinnesorgan Haut

In ihrer Funktion als Sinnesorgan nimmt sie Reize von außen wahr, wie zum Beispiel Schmerzen, verschiedene Temperaturen und natürlich Druck- und Berührungsreize.
Lederhaut und Unterhaut sind reich an Nerven, deren Enden bis in die Epidermis vordringen. Freie Nervenendigungen dienen als Rezeptoren für Sinnesreize. Druck- und Berührungsrezeptoren übermitteln Tastempfinden oder Tiefensensibilität.

Schmerzrezeptoren werden aktiv, sobald gewebeschädigende Reize ankommen. Und um Temperaturen wie Wärme oder Kälte empfinden zu können, gibt es spezielle Thermorezeptoren.

Auch hilft die Haut, die Wärme des Körpers zu regulieren. So gibt sie bei Hitze Flüssigkeit ab, die verdunstet und kühlt. Bei Kälte wiederum richten sich die Haare auf, die Durchblutung wird angeregt und die Talgdrüsen regelrecht „ausgequetscht". Auf diese Weise übernimmt die Haut eine wichtige Funktion als *Temperaturregulator*.

Aber über die Haut können auch Stoffe ins Körperinnere transportiert werden. Diesen Vorgang nennt man Resorption. Die Ventilation dagegen, die durch die Poren stattfindet, bezeichnet man als Hautatmung.

Für Pferde spielt die Haut aber auch eine wichtige Rolle bei der Kommunikation und dem Sozialverhalten. Gegenseitige Fellpflege, die zum Komfortverhalten gezählt wird, führt dazu, sich wohl zu fühlen und hat gleichzeitig einen hygienischen Aspekt. Und die Duftdrüsen werden für die Bindung zwischen Mutter und Fohlen benötigt und haben zudem Aufgaben beim Sexualverhalten.

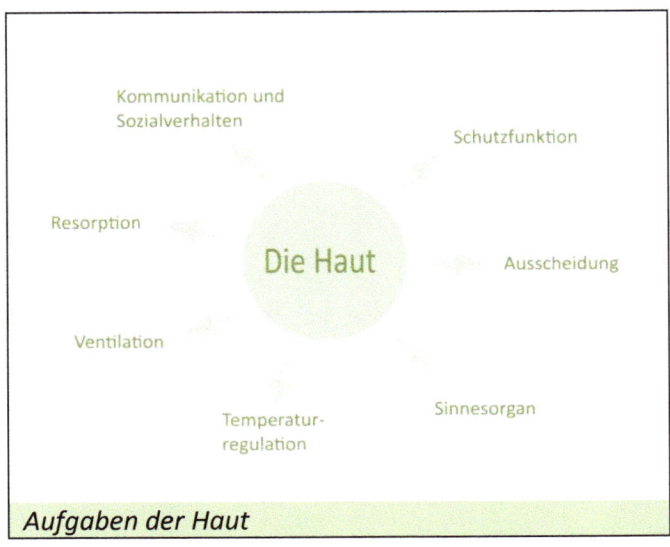

Aufgaben der Haut

3. Anatomie der Haut

Die Haut besteht insgesamt aus drei Schichten:
- Oberhaut (Epidermis)
- Lederhaut (Corium)
- Unterhautzellengewebe (Subcutis)

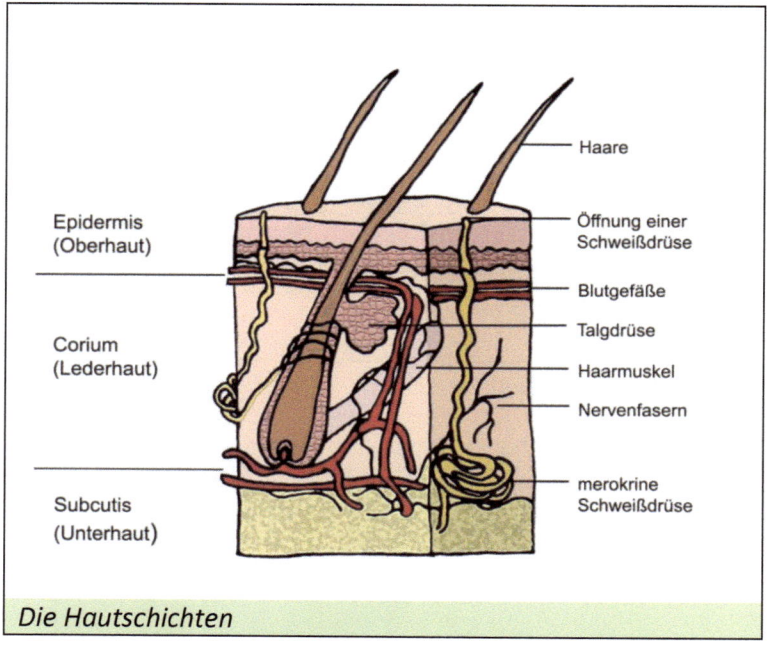

Die Hautschichten

Die Oberhaut, auch Epidermis genannt, besteht aus einem mehrschichtigen Plattenepithel. Die Epidermis teilt sich dabei wiederum in drei Schichten auf. Sie setzt sich aus der Hornschicht, der Stachelzellen- und der Keimschicht zusammen, wobei die Keimschicht fortwährend neue Zellen bildet.

Die Lederhaut (Corium) besteht aus Bindegewebe, das reich an Blutgefäßen, Lymphgefäßen, Nerven und Fasern ist. Sie setzt sich zum einen aus der Papillarschicht und zum anderen aus der Netzschicht zusammen.
In der Lederhaut erfolgt der Blut- und Säfteaustausch über die weitverzweigten Blutgefäße und Lymphgefäße. Außerdem befinden sich hier viel Makrophagen, Leukozyten und Plasmazellen, die von großer Bedeutung für die Abwehrfunktionen der Haut sind.

Die Unterhaut (Subcutis) befindet sich unter der Lederhaut und besteht aus einer Art Geflecht von kollagenen Bindegewebsbündeln. In diesem Bindegewebe sind Fettzellen eingelagert und es befestigt die Haut an dem Gewebe, der Muskelhaut und dem Muskelgewebe darunter.
Das Unterhautfettgewebe dient als Schutz gegen Wärmeverlust, zur Ernährung und auch als Abdämmung.

Die Haare

Die Haare sind ein Bestandteil der oben erklärten Epidermis und bieten dem Pferd vor allem Schutz gegen Kälte und Hitze. Jedes Tier hat, je nach Körperregion, verschiedene Arten von Haar. Ein Haar ist ein biegsamer Hornfaden, der aus Keratin besteht. Jedes Haar kann in Länge, Dicke und Farbe unterschiedlich sein. Wir unterscheiden:
- Haarwurzel
- Haarschaft
- Haarzwiebel
- Haarpapille
- Haarbalg

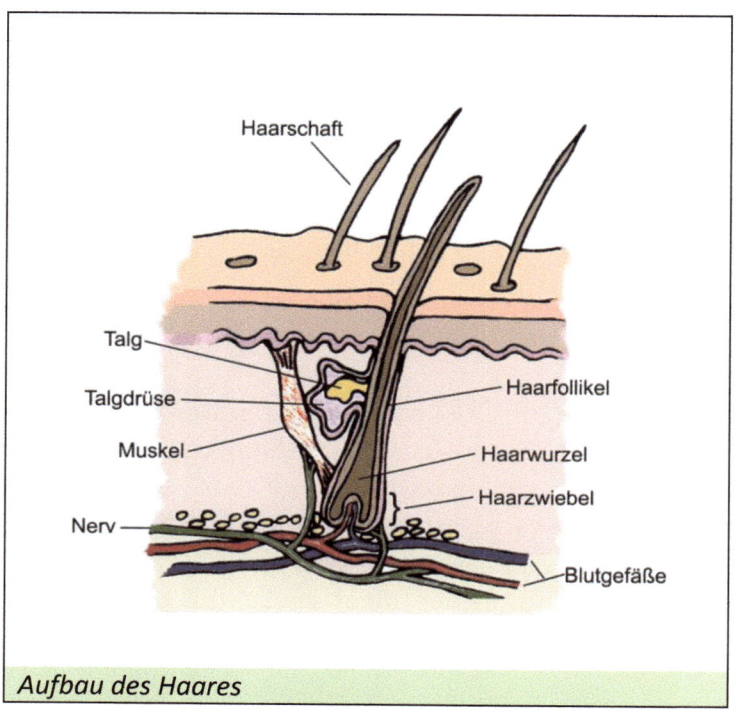

Aufbau des Haares

Aus Haaranlagen bilden sich außerdem auch Hautdrüsen. Unterschieden werden hier die Schweißdrüsen, die Duftdrüsen (besondere Form der Schweißdrüsen) und die Talgdrüsen.

Die Schweißdrüsen treten beim Pferd zusammen mit Talgdrüsen auf, deren Hauptaufgaben der Schutz der Haut gegen Feuchtigkeit, Eindringen von Bakterien und gegen Verdunstung ist. Die Talgdrüsen sondern Talg ab, der Haut und Haare einfettet und sie auf diese Weise vor Austrocknung schützt und ein wasserabweisendes Schutzschild bildet.

Sogenannte freie Talgdrüsen (nicht an Haaranlagen gebunden) liegen um die Lippen, dem Genitalbereich und dem After. Sie sind besondere Talgdrüsen, da sie Duftorgane bilden können. Der abgesonderte Geruch dient zur Erkennung von Artgenossen und ganz im speziellen auch zur Findung von Sexualpartnern.

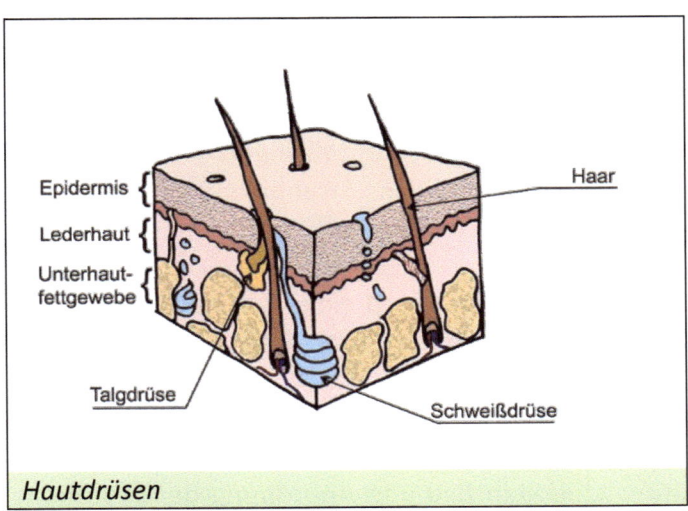

Hautdrüsen

Epidermisgebilde

Als Epidermisgebilde, oder auch Hautanhangsgebilde, bezeichnet man Hufe, Kastanien, und den Sporn, die in einem Verhornungsprozess entstehen. Sie weisen im Prinzip die gleichen Schichten auf wie die sonstige Haut. Die Epidermisgebilde sind meist Schutzorgane.

Von besonderer Bedeutung für das Pferd ist sicherlich der Huf.

Das Pferd ist ein Zehenspitzengänger (unguligrade Fußung). Die Zehen bildeten sich im Laufe der Evolution von ursprünglich fünf Zehen auf eine zurück, die nur noch mit der Spitze den Boden berührt. Die anderen vier Zehen sind teilweise noch an den Griffelbeinen am Mittelfußknochen zu erkennen.

Der schichtweise aufgebaute Huf besteht aus einer äußerlichen Hornkapsel mit den darin liegenden Knochen, Knorpeln und Weichteilen. In der Mitte dieser Hornkapsel liegt das Hufbein (mit Hufgelenk). Weiter nach oben gehend folgen dann das Kronbein (mit Krongelenk) und das Fesselbein (mit Fesselgelenk). Das Strahlbein findet seinen Platz zwischen Huf- und Kronbein.

Durch die Huflederhaut wird eine Verbindung zum Hufbein hergestellt, was wiederum eine Anbindung der Hufkapsel an das Skelett bedeutet.

Die Huflederhaut bildet auch das Horn der Hornkapsel. Die verschiedenen Hornteile der Hornkapsel sind demnach auf die Unterschiede in Bau und Anordnung der Lederhaut zurückzuführen.

- Saumlederhaut (Corium limbi)

Die Saumlederhaut ist eine schmale Rinne, die zwischen der normalen Haut des Beines und der Kronlederhaut liegt. Nach den Ballen wird sie etwas breiter und geht in die Strahllederhaut über.

- Kronlederhaut (Corium coronae)

Die Kronlederhaut ist ein wulstiger Ring, liegt unterhalb des Saumbandes. An der Kronlederhaut wird auch die Schutzschicht der Hornwand erzeugt.

- Wandlederhaut (Corium parietis)

Die Wandlederhaut setzt die Kronlederhaut nach unten hin fort. Sie ist der flächenmäßig größte Teil der Lederhaut und liegt der Wandfläche des Hufbeins direkt auf.

- Sohlenlederhaut (Corium soleare)

Die Sohlenlederhaut bedeckt die Fläche der Sohle des Hufbeins und ist mit dieser auch verbunden. Sie verbindet sich über den unteren Hufbeinrand mit der Wandlederhaut.

- Strahllederhaut (Corium cunei)

Die Strahllederhaut ist für die Produktion des Strahlhorns zuständig. Sie überzieht die untere Fläche des Strahlpolsters und ist mit ihm fest verbunden.

- Ballenlederhaut (Corium tori)

Die Ballenlederhaut bildet die Grundlage des Ballens. Sein Horn ist sehr elastisch.

Veränderungen der Haut

Unterschiedlichste Faktoren können dazu führen, dass die Haut sich verändert. Solche Hautveränderungen bezeichnen wir als „Effloreszenzen". Die wichtigsten Veränderungen der Haut, die es zu unterscheiden gilt, sind:

Primäreffloreszenzen:

- Macula: der Fleck.
- Papula: die Papel. Feste, stecknadelkopf- bis linsengroße, bisweilen eingedellte Knötchen.
- Nodulus: das Knötchen. Solide Erhebung von mehr als 1cm Durchmesser.
- Urtica: die Quaddel. Umschriebenes, erhabenes Ödem der Haut.
- Bulla: die Blase.
- Vesica: das Bläschen.
- Pustula: die Pustel. Eitergefülltes Bläschen oder eine Blase, deren Inhalt durch Leukozyten getrübt ist.
- Neoplasma: der Tumor.
- Zyste: abgegrenzter Hohlraum.
- Abszess: fluktuierende Veränderung im Corium oder der Subcutis.

Sekundäreffloreszenzen:
(entstehen aus den Primäreffloreszenzen durch Umwandlung, Entzündung, Rückbildung oder Abheilung)

- Rhagade: die Schrunde.
- Geschwüre: tiefer Epidermisverlust.

- Crusta: Kruste, bei fehlender Hornschicht.
- Atrophie: gleichmäßige Verdünnung aller Hautschichten.
- Lichenifikation: Vergrößerung und Verhärtung der Hautfelder, oft „ledriger" Charakter".
- Pachydermie: Verdickung und Verhärtung der Haut, infolge interstitieller Bindegewebshypertrophie.
- Akanthose: Verbreiterung der Stachelzellschicht und starke Hyperpigmentation.
- Squama: die Schuppe.
- Colorette: der Schuppenkranz.
- Erosion: oberflächliche, nässende Effloreszenz mit Gewebsverlust.
- Ulcus: das Geschwür.
- Fissur: Spalte, Furche, Riss.
- Alopezie; Haarausfall ohne Veränderung der Haut.
- Nekrose: Veränderung des Gewebes nach Zelltod.
- Kallus: Schwiele, neugebildeter Knochen.
- Komedon: der Mitesser.
- Hyperkerathose: Verdickung der Hornschicht der Haut.
- Hypopigmentation: der Pigmentverlust.
- Hyperpigmentation: vermehrte Pigmentation.
- Erythem: entzündliche Rötung der Haut.
- Akne: Erkrankung der Talgdrüsen mit Verschluss der Ausführungsgänge.

Effloreszenzen und Ihre möglichen Bedeutungen:

Symptom		Ursache z.B.
Fleck	→ hell	→ Autoimmunerkrankung Sekundär nach bakteriellen Entzündungen
	→ dunkel	→ hormonell bedingt genetisch bedingt sekundär nach Entzündungen
	→ Rötung	→ Entzündung, Blutungen
Papel		→ Flohstichallergie → Bakterielle Infektionen → Parasitosen → Pilzinfektion → Kontaktdermatitis → Arzneimittelallergie → Tumore
Knoten	→ Abszess → Neoplasie → Granulom	→ Verletzung mit Infektion → Tumor → bakterielle Infektion Pilzinfektion Fremdkörper Genetisch bedingt Verstopfte Talgdrüse
Quaddel		→ nach Insektenstichen → Allergie
Blase/Bläschen		→ Autoimmunerkrankungen → Virusinfektionen → Erblich bedingte Hautkrankheiten
Pustel		→ Flohstichallergie → Bakterielle Infektionen → Parasitosen → Pilzinfektion → Kontaktdermatitis
Geschwür		→ Verletzungen → Bakterielle Infektionen → Pilzinfektionen → Tumore
Zyste		→ Talgdrüsenentzündung → Follikelentzündung → Epithelentzündung

4. Einfluss innerer Organe auf die Haut

Jeder Organismus verfügt über ein ausgeklügeltes Entgiftungssystem, für das er bestimmte Entgiftungsorgane benötigt. Zu diesen Organen gehören die Leber, die Nieren, der Darm, die Lunge und auch die Haut. Neben diesen Organen spielen aber auch das Lymphsystem sowie das Blut des Herz-Kreislaufsystems eine wichtige Rolle bei der Entgiftung.

Die Haut

Zunächst einmal ist die Haut selbst ein Entgiftungsorgan. Über das Schwitzen ist die Haut in der Lage, Giftstoffe aus dem Körper nach außen zu leiten. Schweiß besteht aus Wasser, Zucker, Salz, Milchsäure, Ammoniak, Aminosäuren und weiteren Stoffwechselprodukten. Wie sehr die Haut dafür beansprucht werden muss, hängt auch von der Leistung der anderen Entgiftungsorgane ab.

Die Leber

Zu ihren Aufgaben gehört es, Nahrung zu verstoffwechseln und dabei Giftstoffe und belastende Substanzen herauszufiltern. Andererseits werden aber auch wichtige Nährstoffe an den Körper abgegeben.
Für den Körper unnötige oder gar giftige Stoffe werden mithilfe von Enzymen auf die Ausscheidung vorbereitet. Denn neben den Nährstoffen „landen" auch Umweltgifte, Medikamente, Hormone und viele andere Stoffe in der Leber. Die Leber spült diese Stoffe dann in die Gallengänge,

wo sie mit der Gallenflüssigkeit bis in den Dünndarm befördert werden.

> **Merke:**
> Entgiftet werden Toxine, die z.B. über belastete Futtermittel in den Organismus gelangen können. Meist sind dies Bakterien- oder Pilztoxine. Aber auch Arzneimittel, Impfstoffe, Stress, Überlastung und Infektionen zählen zu den belastenden Faktoren.

Die Nieren

Zu den Hauptaufgaben der Nieren gehört das Filtern des Blutes. Harnpflichtige Stoffe müssen dabei aus dem Organismus über den Urin ausgeschieden werden. Die „harnpflichtigen" Stoffe (also Stoffe, die nur über den Harn ausgeschieden werden können), sind wasserlösliche Verbindungen wie Salze, Abbauprodukte von Eiweißen und Medikamenten, Hormone oder Farbstoffe.
Die Nieren regulieren zudem den Wasser-, Elektrolyt- sowie Säure-Basen-Haushalt.
Außerdem produzieren sie Erythropoetin (ein Glykoprotein-Hormon, das die Bildung der roten Blutkörperchen aus Vorgängerzellen im Knochenmark [Erythropoese] steuert).

Der Darm

Der Darm ist zum einen für die Aufnahme der lebenswichtigen Nährstoffe und zum anderen zur Entsorgung von „Abfällen" von Bedeutung.

Dem unbrauchbaren Rest der Nahrung wird Wasser entzogen und er dickt so zum Kot ein und wird ausgeschieden. Ist die Verdauung gestört, funktioniert dieser Entgiftungsprozess nicht ausreichend.

Die Lungen

Die Lungen werden natürlich in erster Linie für die Atmung benötigt. Die Atemluft gelangt beim Atmen in die feinen Lungenbläschen und von dort gelangt Sauerstoff ins Blut. Im Austausch wird Kohlendioxid zum Ausscheiden an die Luft abgegeben.
Auch andere gasförmige Stoffe, wie z.B. Stoffwechselgifte, können auf diesem Weg den Organismus verlassen und ausgeatmet werden. Versagen z.B. Leber oder Nieren wird der Entgiftungsprozess über die Lunge intensiviert.

Das Lymphsystem

Das lymphatische System ist ein Filtersystem, das den ganzen Körper durchzieht und das Immunsystem maßgeblich unterstützt. Ein intaktes Lymphsystem ist dafür zuständig, den Körper von Bakterien und Fremdkörpern zu „reinigen".

Das Blut

Das Blut transportiert Sauerstoff von der Lunge zu den Zellen und gewährleistet somit die Sauerstoffversorgung der Gewebe. Außerdem ist es für den C02-Abtransport, für die Beförderung von Nährstoffen, Abbauprodukten des Zellstoffwechsels und auch Hormonen zuständig.

Außerdem dient es der Abwehr von Fremdorganismen und Toxinen mit Hilfe der weiße Blutzellen und Antikörper, sowie dem Wundverschluss durch Fibrin- und Koagelbildung (Blutpfropf).

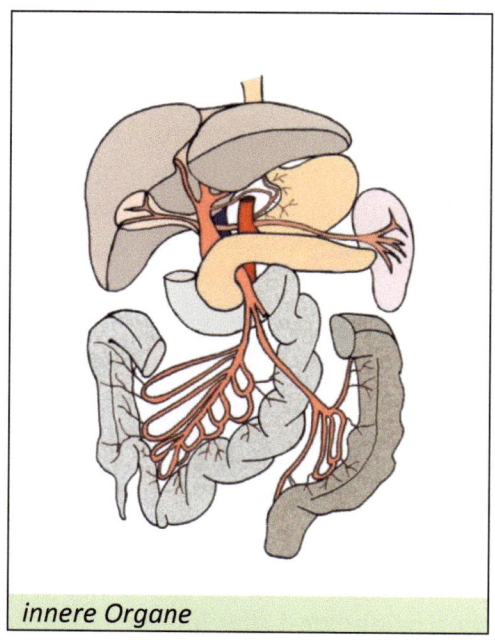
innere Organe

Wenn die Haut also an Veränderungen leidet, liegt das nicht selten an Problemen der Entgiftungsorgane des Körpers. Können Darm, Leber oder Niere ihre Aufgaben nicht vollständig erfüllen, so kommt es zu einer Entgiftungsreaktion über die Haut.

Leber- und Nierenwerte können dabei über ein Blutbild ermittelt werden. Nicht immer sind hier jedoch gravierende

Abweichungen zu sehen, obwohl die Funktion eines oder beider Organe definitiv eingeschränkt ist.

Wie machen sich Störungen der Entgiftungsorgane durch die Haut bemerkbar?

Leberstörungen können sich mit folgenden Symptomen zeigen: Schuppen; Haarausfall; Juckreiz; trockene(!) Ekzeme und vermehrt rechtsseitig auftretende Veränderungen

Bei Nierenstörungen kommt es unter anderem zu nässenden(!), eitrigen Ekzemen, Haarausfall und vermehrt linksseitig auftretende Veränderungen.

Darmstörungen äußern sich häufig in Allergieneigung, Ekzemen, Hautpilz, Urtikaria oder stumpfem Fell.

Eine Kotprobe kann z.B. Aufschluss geben, ob wir es mit einer sogenannten Dysbakterie zu tun haben, also ob die physiologische Darmflora aus dem Gleichgewicht gekommen ist. Manchmal zeigt sich auch Symptomatik wie Verstopfung oder Durchfall.
Aber auch hier ist es möglich, dass der Darm seine Funktion nicht voll erfüllt, obwohl wir keine direkten Anzeichen dafür feststellen können.

Wenn also eine Hauterkrankung auftritt, deren Ursache nicht mechanisch, traumatisch, chemisch oder thermisch ist, sollte immer zusätzlich an eine Unterstützung der Entgiftungsorgane gedacht werden, bevor die restliche Symptomatik in die Behandlung mit einbezogen wird.

5. Der Säure-Basenhaushalt

Für einen funktionierenden Stoffwechsel ist das richtige Verhältnis von Säuren und Basen im Körper unerlässlich. Der sog. „Säure-Basenhaushalt" kann als Regulationssystem bezeichnet werden, das durch Stoffwechselprozesse die Säuren und Basen im Organismus konstant hält.

Säuren sind chemische Substanzen, die in einer wässrigen Umgebung H+ Ionen abgeben. Als Basen dagegen bezeichnet man Substanzen, die H+ Ionen aufnehmen (auch Laugen genannt). Das Verhältnis von Säuren und Basen wird als pH-Wert angegeben.

Der pH-Wert gibt den Säuregrad einer Lösung an. Das bedeutet, er kann die Konzentration an Protonen (H+ Ionen) angeben. Sehr viele enzymatische Reaktionen im tierischen Organismus, sowie die Funktion und Struktur von Proteinen sind erheblich vom Säuregrad der Lösung abhängig.

Zur Regulierung des Gleichgewichts von Säuren und Basen tragen vor allem die Puffereigenschaften des Blutes und der Gewebe bei. Ebenso sind auch der Gasaustausch in der Lunge und die Ausscheidungsmechanismen der Niere dabei ein wichtiger Faktor.

Störungen im Säure-Basen-Haushalt können zu Übersäuerung (Azidose) oder Untersäuerung (Alkalose) führen, was schwere gesundheitliche Probleme mit sich bringen oder im schlimmsten Falle sogar lebensbedrohlich werden kann.

Bei einer Azidose z.B. passieren die Erythrozyten die Blutgefäße nur noch schlecht und es kann nicht mehr ausreichend Sauerstoff in die Zellen gelangen. Dadurch lagern sich saure Abbauprodukte im Interzellularraum ein und es kann zu Husten, Allergien, Rehe, Ekzemen etc. kommen.

Der pH-Wert dient als Maßeinheit für den sauren oder basischen Charakter einer wässrigen Lösung. Die pH-Wert-Skala geht dabei von pH 1 bis pH 14.
Ein Wert von 7 wird als neutral bezeichnet (d.h. Säuren und Basen sind ausgewogen), Werte zwischen 1 und 6,9 als sauer und Werte zwischen 7,1 und 14 als basisch.

In den verschiedenen Organen und Körperflüssigkeiten variiert der pH-Wert erheblich. Dazu hier eine kurze Übersicht um das zu veranschaulichen:

Beispiele für die verschiedenen pH-Werte im Pferde-Körper	
Blut (venös)	pH 7,36 - 7,44
Blut (arteriell)	pH 7,38 - 7,44
Harn	pH 7,5 - 8,5
Vorderer Magen (drüsenlos)	pH 5,5 – 5,9
Magenfundus (drüsenhaltig)	pH 2 – 3
Kot	pH 6 – 7

6. Übersäuerung als Faktor für Hautkrankheiten und Allergien

Beim Menschen schon länger ein Thema, ist sie nun eben auch bei Pferden immer häufiger anzutreffen: die Übersäuerung (Azidose). Als Übersäuerung wird ein Ungleichgewicht des Säure-Basen-Haushaltes des Körpers bezeichnet. Dabei überwiegen die Säuren im gesamten Organismus, vor allem im Blut und im Bindegewebe. Säuren, sowie Basen sind chemische Verbindungen und enthalten Wasserstoff (H).

Wenn der Säure-Basen-Haushalt auf Dauer gestört ist und basische Mineralsalze fehlen, werden im Körper zunehmend Säuren eingelagert. In diesem Zusammenhang kann es zunächst zu Müdigkeit, Konzentrationsschwäche oder Stressanfälligkeit kommen. Bestehen schon körperliche Erkrankungen, so können sich diese verschlechtern.

Es gibt die Ansicht dass eine ständige Übersäuerung des Körpers auch für die Entstehung vieler Krankheiten verantwortlich ist. So treten im Zusammenhang mit Übersäuerung neben Hauterkrankungen, zum Beispiel auch häufig Infektanfälligkeit, Magen-Darm Erkrankungen, Herz-Kreislauf-Störungen, Diabetes und sogar Krebs auf. Eingeteilt wird die Symptomatik der Übersäuerung dabei in drei Stadien bzw. Schweregrade.

Die häufigsten Ursachen für eine Übersäuerung sind Fütterungsfehler, gestörte Organfunktionen oder auch Stress (z.B. durch Über- oder Unterforderung, nicht artgerechte Haltung). Zur Diagnose einer Azidose stehen spezielle Urin- oder Bluttests zur Verfügung (dazu später mehr).

Für betroffene Tiere gilt es vor allem die Haltungs- und Fütterungssituation zu überprüfen und entsprechend zu verbessern. Zu Beginn der Behandlung sollten die Tiere viel Ruhe bekommen und stressige Situationen vermieden werden. Außerdem ist auf ausreichende Bewegung an der frischen Luft zu achten und die Tiere sollten ausreichend trinken.

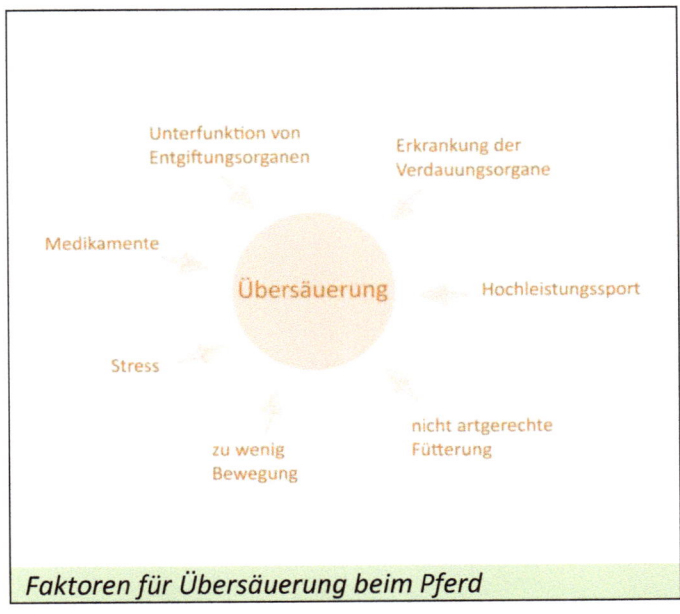

Faktoren für Übersäuerung beim Pferd

„Saure" Nahrungsmittel können eine Azidose begünstigen

Der bekannteste Faktor zur Begünstigung einer Übersäuerung ist die Ernährung. Ein Großteil der Nahrung hat einen beträchtlicheren Anteil an Säuren als an Basen. Aber auch überwiegend basische Nahrungsmittel können im Verdauungstrakt sauer werden, wenn diese nicht richtig aufgeschlossen werden können (sie beginnen dann zu „gären").

Futtermittel, die sog. „schlechte" Säuren bilden sind z.B.:

- Stark verarbeitete Getreideprodukte aus Auszugsmehlen
- Produkte aus Gluten
- Alle Produkte, die (Industrie-)Zucker enthalten
- Süßungsmittel wie Zucker, Dicksäfte, aber auch Honig

Bei einer stark säurebildenden Ernährung büßt der Organismus die Fähigkeit, Säurebildner zu neutralisieren, ein. Schlackenstoffe werden vermehrt eingelagert, die zudem den Austausch von wichtigen Nährstoffen im Gewebe beeinträchtigen.
Dadurch kann es zu einer Veränderung der physiologischen Stoffwechselabläufe kommen und das betroffene Tier kann erkranken.

Die Nahrung sollte also ausgewogen aus basischen Nahrungsmitteln, kombiniert mit „guten" Säuren bestehen. Für das Gleichgewicht im Organismus entscheidend ist also nicht allein die aufgenommene Menge an Säuren oder Basen, sondern die Gesamtbilanz aus beiden.

Nahrungsmittel, die basisch wirken sind vor allem Obst, Gemüse und Kräuter.
Kann nun der Geschmack Auskunft geben, ob ein Nahrungsmittel basisch oder sauer wirkt?

Nein, das hat nichts mit dem Geschmack zu tun, sondern der Fähigkeit, Wasserstoffatome zu binden oder abzugeben, also entsprechend auch vom Gehalt an basischen Salzen. Das ist deshalb so wichtig, weil eben diese Salze in der Lage sind Säuren zum einen zu binden und zum anderen auch zu neutralisieren.
Um ein Tier ausreichend und gesund zu versorgen ist demnach auch eine Versorgung mit Mineralstoffen extrem wichtig.

Zu den basischen Salzen zählen Magnesium, Kalzium, Kalium, Natrium, Zink und Eisen. Diese Mineralsalze haben die weiter oben genannte Fähigkeit Säure zu binden und zu neutralisieren.

Pferde, die an einer Übersäuerung leiden, sollten stärkearm und eiweißreduziert gefüttert werden. Dagegen sollte vor allem faserreiches Futter angeboten werden. Rohfaser in Form von hochwertigem Heu und Stroh steht dabei an vorderster Front. Nicht geeignet sind Silage oder Heulage, weil silierte Futtermittel schon über einen niedrigen pH-Wert verfügen.

Futterplan:
- Ausreichend Raufutter wie hochwertiges Heu
- Hochwertiges, leichtverdauliches Eiweiß
- Nur mäßige Zufuhr von Getreiden wie Mais, Weizen oder Gerste, dafür mehr rohfasereiche Pellets oder Heucobs
- Hochwertige und leichtverdauliche Fütteröle
- Futterzusätze wie Zucker oder Melasse vermeiden
- Zusatzfutter nur nach exaktem Bedarf
- Artgerechter Fütterungsrhythmus und abgestimmte Futtermengen
- Ausreichend gutes Trinkwasser zur Verfügung stellen

Weitere Faktoren für eine Azidose

Aber nicht allein die Fütterung eines Tieres kann zu einer Azidose führen, sondern auch weitere Faktoren wie Toxine aus der Umwelt (dazu auch mehr im nächsten Kapitel), Medikamente, Stress oder auch vorausgegangene Krankheit.
Der Organismus verfügt über chemische Puffersysteme damit das Blut und andere Körperflüssigkeiten ihre Normbereiche weder über- noch unterschreiten. Bei Bedarf können also überschüssige Säuren und Basen neutralisiert, in der Leber verstoffwechselt und über die Nieren ausgeschiedene werden.

Des Weiteren ist die Lunge ein Organ, das helfen kann, ein Ungleichgewicht im Säure-Basen-Haushalt auszugleichen.

Die Lunge kann dazu entweder vermehrt Kohlendioxid ausscheiden oder aber zurückhalten.

Jede Art von Belastung wie Giftstoffe, Medikamente oder auch durch Krankheiten verursachte Belastungen, wie beispielsweise Entzündungen, beanspruchen das Lymphsystem und übersäuern es dadurch. Wie aber bereits oben erwähnt, steht das Lymphsystem auch mit dem Blut in Verbindung und der Blutkreislauf versorgt wiederrum alle Organe des Körpers.

Werden die Säuren dadurch vermehrt in den Zellen und im Gewebe eingelagert, werden die Enzymfunktionen eingeschränkt, die zur Entgiftung des Organismus wichtig sind. Dadurch entstehen noch mehr Säuren und der „Teufelskreislauf" beginnt.

Es gibt verschiedene Arten einer Azidose

Ein gesunder Organismus ist in der Lage, ein leichtes Ungleichgewicht an Säuren und Basen auszugleichen bzw. zu puffern. Er wird also nicht gleich krank davon.
Mit der Zeit kann es aber sein, dass er bei einem chronischen Überschuss an Säuren sozusagen mit der Arbeit nicht mehr hinterherkommt und deshalb nach und nach übersäuert.

Grundsätzlich kann bei einer Übersäuerung in die metabolische und die respiratorische Azidose unterschieden werden.

Ein pH-Wert des Blutes (Arterien), der unter 7,3 liegt, zeigt eine akute *metabolische Azidose* an.
Schnell behandlungsbedürftige Übersäuerungen kommen vor allem bei schweren Stoffwechselstörungen vor. Dazu zählt unter anderem das diabetische Koma, ein Nierenversagen, ein schwerer Schock, aber auch lange andauernder schwerer Durchfall.

Die zweite Form der Azidose ist die *respiratorische Azidose*. Sie zeigt eine über die Atmung bedingte Übersäuerung an. Grund hierfür sind meist Erkrankungen der Lunge, bei der es zu einer flachen oder verkürzten Atmung kommt (Beispiele hierfür sind chronisch obstruktive Bronchitiden oder Asthma). Dadurch, dass der Betroffene eben nur wenig bzw. flach atmet, kann auch nur wenig Kohlendioxid ausgeatmet werden.

Wie oben beschrieben verfügt der Körper über ein „Puffersystem" um den Säure-Basen-Haushalt zu regulieren. Hinzu kommen die Entgiftungsorgane, durch die er versucht, überschüssige Säuren wieder auszuscheiden.

Sie erinnern sich? Zu diesen Organen gehören vor allem der Darm, die Nieren, die Leber, die Lunge und *die Haut*.
Die folgende Tabelle dient in diesem Zusammenhang als Übersicht:

Darm	• Saurer Darminhalt wird durch eine vermehrte Ausschüttung von basischem Bauchspeicheldrüsensekret neutralisiert und ausgeschieden.
Nieren	• Säuren oder saure Stoffwechselverbindungen werden über den Urin ausgeschieden. • Es erfolgt eine Ausscheidung von Produkten aus dem Eiweißstoffwechsel.
Leber	• Aufgenommene Eiweiße werden verstoffwechselt. • Entstehendes saures Ammoniak wird zu Wasser und Harnstoff verarbeitet und anschließend ausgeschieden.
Lunge	• Säuren in Form von Kohlendioxid werden abgeatmet.
Haut	• Säuren werden über den Schweiß nach außen abgegeben.

Eine Übersäuerung nachweisen

Die Niere als Entgiftungsorgan hat in diesem Fall einen besonderen Stellenwert, da man über den Urin auch den pH-Wert messen kann.

Die bekannteste und einfachste Methode zur Bestimmung des ph-Werts ist der Einsatz von speziellem Indikatorpapier. Dieses färbt sich blau, um den basischen Bereich anzuzeigen oder rot, um Säuren zu bestimmen.

Allerdings ist der pH-Wert, der im Urin gemessen wird, oft nur eine Momentaufnahme und hängt vor allem mit den aufgenommenen Futtermitteln zusammen. Deshalb muss der Urin eines Tieres theoretisch über einen längeren Zeitraum und zu verschiedenen Tageszeiten gemessen werden, um ein präziseres Bild zu erhalten.

Außerdem kann man über das Indikatorpapier lediglich sogenannte freie/ungebundene Säuren erfassen. Säuren, die mit dem Urin ausgeschieden werden, kommen hier aber nur bis zu 1 % ungebunden vor. Die übrigen 99 % werden dagegen in gebundener Form ausgeschieden.
Auch dies führt dazu, dass die Messergebnisse ungenau sind oder verfälscht gemessen wird. Zudem ist es in der Praxis oft sehr schwierig, jeden Tag regelmäßig den Harn eines Pferdes „einzufangen".

Ist ein Organismus übersäuert, liegt der pH-Wert meist konstant bei einem Wert von 5, und bei einer Alkalose bei Werten über 9.
Allerdings variieren die durchschnittlichen pH-Werte je nach Tierart, was auch berücksichtigt werden muss.

Wichtig zu wissen: Der pH-Wert des Pferdeharns liegt bei 7,5 – 8,5.

So ist zum Beispiel eine leicht saure Reaktion bei Fleischfressern ernährungsbedingt physiologisch begründet. Weitere Faktoren (pathologisch) sind ein Übermaß an Eiweißen in der Nahrung, Hungerzustände, Überanstrengung, Fieber und natürlich Azidosen.

Eine leicht alkalische Reaktion dagegen ist bei Pflanzenfressern physiologisch begründet. Weitere Faktoren (pathologisch) sind ein Übermaß an vegetarischer Nahrung (ausgenommen Hülsenfrüchte), Harnverhaltung, Blasenentzündungen (je nach Bakterienart) und natürlich eine Alkalose.

Eine sicherere Variante sind von daher Untersuchungen in speziellen Laboren. Hier werden über den Urin auch weitere Faktoren wie Sedimente und andere Beimengungen wie Blut oder Eiweiß mituntersucht.

Über einen speziellen, neuen und alternativen Bluttest lassen sich zudem die sogenannten Basenpuffer bestimmen. Die Basenpuffer beschreiben das komplexe System des Blutes, über das der pH-Wert des Blutes in engen Grenzen abgepuffert wird. Denn ein konstanter pH-Wert des Blutes ist lebensnotwendig für alle Organismen.
Über den genannten Bluttest kann dann eine latente Azidose sowie auch eine Intrazellulärazidose abgeklärt werden.

Symptome einer Azidose

Eine Azidose kann sehr vielfältige Symptome ausbilden. Genauso vielfältig, wie auch die möglichen Erkrankungen sind. Hier finden Sie einen Überblick über mögliche Auswirkungen auf unsere Tiere, wobei diese Auflistung nicht vollständig ist:

Stadium 1:

- Erhöhte Stressanfälligkeit
- Müdigkeit und Erschöpfung
- Schreckhaftigkeit
- Konzentrationsstörungen
- Verspannungen
- Aggressivität (der tierische Patient ist im wahrsten Sinne des Wortes „sauer")

Stadium 2:

- Empfindlichkeit gegenüber äußeren Reizen, wie z.B. Licht, Kälte oder Lärm
- Muskelverspannungen bis hin zu Krämpfen
- Schlafstörungen
- Darmträgheit oder Durchfälle
- Maulgeruch

Stadium 3:

- Erschöpfung
- Zunehmende Aggressivität
- Infektanfälligkeit
- Zahnfleischentzündungen
- Saures Aufstoßen
- Blähungen
- Durchfälle
- Haarausfall und/oder stumpfes Fell
- Herz-Kreislauf-Störungen
- Stoffwechselstörungen wie Diabetes oder Cushing

- Allergien
- Gelenkerkrankungen
- Atemwegserkrankungen
- Erhöhtes Krebsrisiko

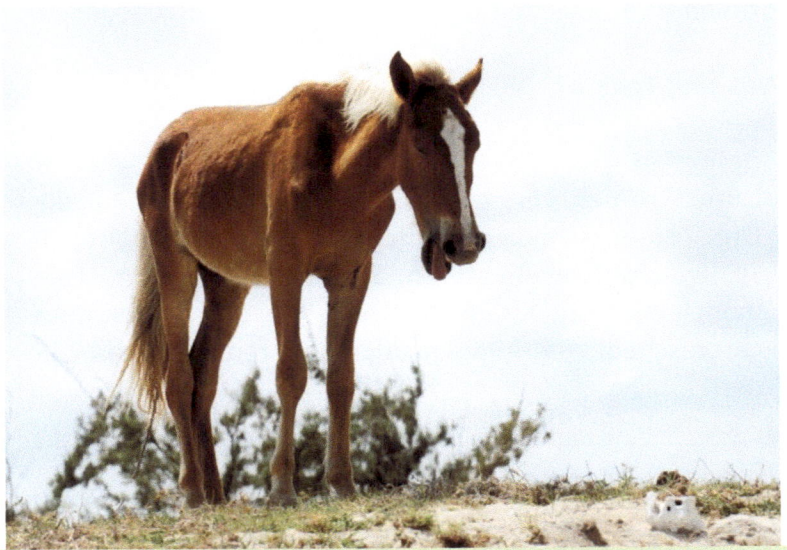

Stumpfes Fell, Müdigkeit und Infektanfälligkeit können Hinweise auf eine Übersäuerung sein

7. Toxische Belastungen

Nachdem nun ausführlich die Azidose besprochen wurde, kommen wir zu einem weiteren Faktor, der zum einen eine Azidose begünstigen, zum anderen aber auch noch weitere Probleme verursachen kann: toxische Belastungen.

Was sind Toxine?

> Definition
> Unter Toxinen versteht man biogene Substanzen, die Organismen schädigen, indem sie die physiologischen Stoffwechselabläufe stören. Sie stellen damit eine Teilmenge der Gifte dar und können ebenso zu akuten oder chronischen Vergiftungen oder anderen Krankheitsbildern führen.
> (Quelle: http://flexikon.doccheck.com/de/Toxin)

Viele Toxine werden von Mensch und Tier durch Umweltbelastungen aufgenommen. Umweltbelastungen können dabei aus Emissionen (Abgabe) und Immissionen (Aufnahme) von bestimmten Substanzen erfolgen. Ob etwas als umweltneutral, umweltbelastend oder umweltschädigend bezeichnet werden kann, hängt meist von Art, Menge und Konzentration des jeweiligen Stoffes ab, sowie von seiner umweltchemischen Stabilität. Der Übergang von neutral, belastend oder schädigend ist dabei oft fließend.
Sicher ist jedoch die bestehende Verbindung zwischen einer Belastung der Umwelt und der Belastung von in ihr lebenden Organsimen.

Entsprechend gibt es natürlich auch einen Zusammenhang zwischen Ernährung und toxischer Belastung. Zum einen werden in der Nahrung bzw. Futtermitteln von der Industrie mittlerweile viele Zusätze verwendet, die nicht zwangsläufig auch gesund für den Konsumenten, in diesem Fall unsere Tiere, sind. Zum anderen wird Nahrung auch durch die Umwelt beeinflusst. Ist die Umwelt belastet (Beispiel: Abgase, Ozon, Pestizide), so ist natürlich z.B. auch der Acker belastet und die Nahrungsmittel, die darauf wachsen.

Verschiedenste Einflüsse aus Umwelt und Ernährung wirken also auf die Tiere ein.
Lange Zeit kann ein tierischer Organismus auch mit diesen Dingen fertig werden, doch irgendwann bringt vielleicht der „letzte Tropfen das Fass zum Überlaufen".
Der Organismus reagiert dann mit einer übersteigerten Abwehr gegen bestimmte Stoffe aus der Nahrung, der Luft, dem Wasser, aus Medikamenten etc.
Häufig entwickelt der Organismus dann auch eine sogenannten Unverträglichkeit oder einer Allergie.

Meist sind bei einer Allergie vor allem das Immunsystem, das Nervensystem und die Entgiftungsorgane, d.h. Leber, Niere, Darm und Haut, stark überlastet. Dies erinnert uns wieder an die Übersäuerung, und ein oft direkter Zusammenhang von Azidose und toxischer Belastung wird sichtbar.

Eine Allergie kann sich dann mit vielen verschiedenen Symptomen äußern. Diese Symptome sind beispielsweise Juckreiz, Schuppen und Ekzeme (vor allem an den Beinen, in der Maulgegend, hinter den Ohren, am Schweifansatz oder Mähnenkamm und im Genitalbereich), chronische Ohrentzündungen, Gastritis und chronischen Durchfall, bis zu Hyperaktivität.

Welche belastenden Faktoren gibt es?

	Faktoren
In der Luft	→ Pollen, Ozon, Abgase, Sprays, Parfüm, Tabakrauch, Toxine von Milben oder Schimmel etc.
Im Wasser	→ Reinigungsmittel, Spül- oder Putzmittelreste, Shampoos, Salze, Pestizide, Metalle etc.
Medikamente	→ Salben, Tabletten, Tropfen, Injektionen, Shampoos, Wurmmittel, Impfungen, aber auch naturheilkundliche Mittel wie zum Beispiel Teebaumöl etc.
Parasiten	→ Flöhe, Bienen, Milben, Mücken etc.
Feststoffe	→ Düngemittel, Wolle, Appreturen in Decken, Farbstoffe, Nickel oder Chrom, Parasitenhalsbänder, Chemie in Bodenbelägen, Holzimprägnierer, Futterkrippe etc.

Zusätzliche Stressfaktoren	→ Große Mengen an unnatürlichen Reizen und zu wenig an natürlichen Reizen (Lauftrieb, Klimareize, Sexualtrieb, Kontakt zu Artgenossen etc.)

Wie können sich toxische Belastungen und allergische Reaktionen bemerkbar machen?

Wird die Ausscheidung von Giftstoffen über die Entgiftungsorgane beeinträchtigt, lagern sich diese in tieferen Schichten des Organismus ab, vor allem im Bindegewebe. Der Austausch zwischen dem intra- und extrazellulären Gewebe kann nicht mehr richtig funktionieren und die Versorgung der Zellen wird gestört. Manchmal ist die Versorgung gar nicht mehr möglich und es kommt zu Stoffwechselstörungen.

Häufig machen sich Toxinbelastungen mit einer gestörten Verdauung bemerkbar. Es kann zu Symptomen wie Erbrechen, Durchfall (stinkend, dünn bis breiig) oder genau umgekehrt zu Verstopfung kommen, zu häufigem Aufstoßen, Blähungen, aufgedunsenem Bauch, unphysiologisch großen Kotmengen, Übergewicht, sowie unangenehmem Körper- oder Maulgeruch.

Aber auch die Haut ist häufig ein guter Indikator. Spiegelt die „Qualität" der Haut doch oft genau das wieder, was im inneren eines Körpers vor sich geht. Über sie können sich

Symptomatik wie extremer Juckreiz, Ekzeme, Quaddeln, stumpfes Fell, aber auch Haarausfall an Kopf, Hinterteil oder Rumpf zeigen.

Auch mentale Symptome sind oft nicht ungewöhnlich. Eine chronische Belastung des Körpers durch Toxine ist oft gefolgt von chaotischem, destruktivem Verhalten; herabgesetzter Lernfähigkeit; unerschöpflicher Energie bis zur völligen Erschöpfung oder lecken, knabbern, kratzen bis zur Selbstverletzung; Heißhungerattacken oder Futterverweigerung; übermäßigen Angstsymptome und Panikattacken; übermäßige Unruhe; Nervosität und Hyperaktivität und vieles mehr.

Solche Symptome sind natürlich zunächst recht unspezifisch. Lassen sich aber erst einmal keine offensichtlichen Ursachen/Erkrankungen hinter einem solchen Symptom finden oder reihen sich eine Vielzahl der hier aufgeführten Symptome aneinander, so sollte man als Tierbesitzer oder Tiertherapeut immer hellhörig werden.

Wirkung	Beispiele
Vergiftung (augenblickliche, akute toxische Wirkung)	Cyanid
Schleichende Organschädigung (latente toxische Wirkung)	Cadmium (Lunge, Nieren, Knochen) Asbest (Lunge)
Allergene Wirkung (Auslösung von Allergien)	Chromverbindungen
Cancerogene Wirkung	Polykondensierte Aroma-

(Auslösung von Krebs)	ten, Nitrosamine, Plutonium
Mutagene Wirkung (Auslösung von Mutationen)	Nitrit
Teratogene Wirkung (Schädigung ungeborenen Lebens)	Dioxine

(Quelle: Prof. Blumes Bildungsserver für Chemie, letzter Zugriff September 2017)

Wie lassen sich toxische Belastungen diagnostizieren?

Unverträglichkeiten eines gewissen Stoffs oder gar allergische Reaktionen lassen sich zunächst evtl. mit einem Allergietest aufdecken. Nicht immer sind diese Allergietests jedoch auch wirklich aussagekräftig und nicht immer kann dadurch auch die eigentliche Ursache festgestellt werden.
Es gibt Stoffe, die Allergene fördern. Nimmt ein Tier nun ein Futtermittel auf, welches schon vorbelastet ist (zum Beispiel ein mit Pestiziden behandeltes Getreide (oder ein mit Antibiotika belastetes Futterfleisch bei Hunden oder Katzen), so kann im Allergietest nur die Reaktion auf dieses Futtermittel angezeigt werden. Die Ursache für die Allergie liegt dann jedoch nicht unbedingt im Futtermittel, sondern im Toxin.

Bioresonanz

Ein Diagnosemittel aus dem alternativmedizinischen Bereich stellt die Bioresonanzanalyse dar. Um den gesetzlichen Anforderungen zu genügen, muss an dieser Stelle folgender Hinweis erfolgen:

Die Diagnostik mittels Bioresonanzanalyse ist wissenschaftlich umstritten und wird von der Lehrmedizin (Schulmedizin) nicht anerkannt.

Die Bioresonanzanalyse ist eine sehr feinstoffliche Diagnose und misst die körpereigenen Frequenzschwingungen. Dadurch können disharmonische Muster erfasst und aufgezeichnet werden. Es ist ein schmerzloses Testverfahren und ermöglicht, Unverträglichkeiten oder Allergien aufzuspüren. Es zeigt an, ob Organe geschwächt sind oder auch Schadstoffe den Körper belasten.
Auf diese Weise können eben auch sonst häufig versteckte Ursachen für eine gesundheitliche Problematik aufgezeigt werden.

Fell-Mineral-Status

Eine weitere Möglichkeit ist die sogenannte Fell-Mineralanalyse. Zur Untersuchung wird eine Fellprobe entnommen, da das Haar verschiedene Elemente über einen langen Zeitraum speichert (im Gegensatz zu Blut, das oft nur eine Momentaufnahme in Bezug auf die Versorgung mit Mengen- und Spurenelementen ergibt). Das Labor löst

die Haare in einem speziellen Verfahren auf und analysiert die vorliegenden Daten.
Bei der Fell-Mineralienanalyse können also die Gehalte verschiedener Mengen- und Spurenelemente im Haar gemessen und ausgewertet werden. Der jeweilige Referenzbereich wird (anders als bei anderen Laborparametern) durch die Ermittlung des Durchschnittswertes nach dem Human-Biomonitoring-Konzept festgelegt.

Diese Durchschnittswerte geben also nur die durchschnittliche Belastung der Population mit einem Mineral an. Dabei ist dies zunächst unabhängig davon, ob dem gemessenen Wert eine Erkrankung zugrunde liegt oder nicht. Abweichungen vom Referenzbereich lassen also nicht automatisch auf eine krankmachende Belastung schließen.
Trotzdem können hierüber wichtige Informationen gesammelt werden, ob ein Organismus einen ausgeglichenen Mineralhaushalt aufweist oder ob sich starke Abweichungen finden lassen. Bei der Fell-Mineralanalyse werden Mineralien (Mengenelemente), Spurenelemente und auch toxische Substanzen untersucht. Vor allem die toxischen Elemente sollten bei einer solchen Untersuchung keine großen Abweichungen aufzeigen.

Urinfunktionsdiagnostik

Des Weiteren gibt es noch einen Weg aus dem alternativmedizinischen Bereich: die Funktionsdiagnostik über den Urin (nicht zu verwechseln mit der konventionellen chemischen Untersuchung, bei der Harnstoff, pH-Wert, Eiweiß etc. überprüft werden).

Entgleisen Stoffwechselgeschehen im Organismus aufgrund von Krankheiten, entstehen vermehrt Stoffwechselzwischenprodukte. Diese werden durch die Niere ausgefiltert und über den Harn ausgeschieden, liegen somit im Harn Ihres Patienten vor.
In Verbindung mit bestimmten Chemikalien ist es möglich, diese vorliegenden Metaboliten zu analysieren.
Mittels des Urin-Checks werden zum Teil Störungen im Organismus sichtbar, bevor vergleichbare Werte im Blut auffällig werden, so zum Beispiel Leberüberlastungen.

> *„Der Urin ist der Spiegel des inneren Chemismus und der innere Chemismus ist der Ausdruck in der Harmonie der Funktionen der einzelnen Organe. Deshalb werden wir durch die gründliche Beobachtung alles dessen, was im Urin zum Ausdruck kommt, am leichtesten imstande sein, den Organismus zu beurteilen."* (Hartung)

Bis jetzt gibt es noch nicht sehr viele Labors, die diese Untersuchung anbieten. Trotzdem stellt sie eine gute Möglichkeit dar, einen ersten Eindruck über den Gesamtzustand und die Belastung einzelner Organe zu bekommen. Über den Urin kann jedoch lediglich festgestellt werden, ob eine Belastung vorliegt oder nicht. Exakte Werte wie bei der Fell-Mineralanalyse bekommt man darüber nicht.

8. „Darm fit, alles fit?" - Die Darmsanierung als Basis für gesunde Haut

Die Verdauung wird im Darm von vielen Millionen Nervenzellen gesteuert und zwar vom Kopfdarm bis zum Enddarm. Es ist ein autonomes Nervensystem und ähnelt dabei dem ZNS (Zentralen Nervensystem). Manche bezeichnen dieses Nervensystem auch als „Bauchhirn". Nahrung wird darüber analysiert, der Transport des Futters angeregt, die Verdauungssekrete und die Hormone werden kontrolliert, schädliche Bakterien abgewehrt, erwünschte Mikroben gefördert und es können Alarmsignale an das Gehirn geschickt werden.

Die Nervenzellen des Bauchhirns können jedoch auch durch bestimmte Faktoren gestört werden. Solche Faktoren sind zum Beispiel falsche Fütterung, Mangel an lebenden erwünschten Mikroben, Stress, mangelnder Auslauf und Bewegung, etc.

Der intakte Darm ist einer der wichtigsten Bausteine für ein intaktes primäres Immunsystem. Ungefähr 70 % des Abwehrsystems sitzen in der Schleimhaut des Darmes. Die Schleimhaut bildet mit den dort befindlichen Mikroben einen „Biofilter". Spezifische Mikrobenstämme siedeln sich im Darm an und achten darauf, dass nur für den Körper dienliche Stoffe in den Körper gelangen. Immunglobuline IgA werden über das darmeigene Immunsystem gebildet und werden für die Abwehr schädlicher Substanzen benötigt.

Dieses Immunsystem wird dabei im Laufe des Lebens trainiert. Angefangen von der Geburt eines Lebewesens, ausgelöst durch den ersten Antigenkontakt.
Der Darm lernt dabei stetig, was für die Infektabwehr wichtig ist und gibt dies auch an andere Teile des Immunsystems weiter (z.B. die des Atemwegstraktes oder Urogenitaltraktes). Kommt es dann an einer bestimmten Stelle der Schleimhäute zum Kontakt mit einem Antigen, werden vom Körper in gemeinsamer Arbeit mit den auf der Schleimhaut siedelnden Mikroben spezifische und unspezifische Abwehrreaktionen eingeleitet.

Damit der Darm gesund ist und die Abwehrmechanismen funktionieren können, benötigt er also eine intakte Darmflora. Die Darmflora besteht aus sehr vielen Arten von Mikroorganismen, die milliardenfach den Darm besiedeln. Es sind nützliche und wichtige Darmbakterien, die für die Aufbereitung von Nahrung zuständig sind, Nährstoffe produzieren und in großem Maße das Immunsystem unterstützen und kräftigen.

Wird diese Darmflora geschädigt, etwa durch Stress oder eine große Anzahl von unerwünschten Mikroben, und gerät dabei aus dem Gleichgewicht, so hat dies nicht nur Auswirkungen auf den Darm, sondern gleich auf den kompletten Organismus. Das Abwehrsystem wird geschwächt.
Die Darmflora wird vor allem aber durch falsche Fütterung, oder auch durch viele Medikamente geschädigt. Antibiotika töten beispielsweise bei einer Erkrankung zwar alle schädlichen, jedoch auch alle nützlichen Bakterien im Darm ab,

sodass diese Ihren Aufgaben nicht mehr nachgehen können.

Ist die Darmflora des Pferdes aus dem Gleichgewicht geraten und befinden sich die nützlichen und die „schlechten" Bakterien des Darms nicht mehr in Balance, können sich auf diesem Nährboden vor allem Pilze und Parasiten vermehren. Diese entziehen dem Körper wichtige Nährstoffe, Mineralien und Vitamine und produzieren dabei noch giftige Stoffe, so genannte Mykotoxine. Diese giftigen Stoffe können dann sogar über die Darmwände in den Blutkreislauf gelangen und dort beträchtlichen Schaden anrichten.

Auf diese Weise wird das Immunsystem immer mehr geschwächt und der Darm kann auch seiner Aufgabe als Entgiftungsorgan nicht mehr richtig nachkommen.
Anhand dieser Erkenntnisse ergibt sich, wie wichtig es ist, bei jeder Erkrankung eines Tieres vor allem dem Darm Beachtung zu schenken.

Gerade bei chronischen Erkrankungen der Haut bietet sich immer zusätzlich zu den Tests auf Azidose und toxische Belastungen eine Kotuntersuchung an, bei der verschiedene Faktoren getestet werden. So kann über eine Probe festgestellt werden, ob zum Beispiel eine Dysbiose (= Dysbakterie, Gleichgewichtsstörung der Darmflora) vorliegt oder der Darm übermäßig mit Pilzen (Darmmykose) oder Parasiten besiedelt ist.

Darmflora-Aufbau mit Effektiven Mikroorganismen

Effektive Mikroorganismen (abgekürzt EM) wurden von dem japanischen Agrarwissenschaftler Prof. Dr. Teruo Higa entdeckt. Seit den 80iger Jahren finden sie jedoch auch international Verwendung.
Effektive Mikroorganismen in Form von sogenannten EM-Grundmischungen sind eine braune, aromatisch riechende und schmeckende Flüssigkeit. Diese besteht vor allem aus Milchsäure- und Photosynthesebakterien und fermentaktive Pilzen. Wenn eine Mikrobenmischung aus natürlich vorkommenden Mikroorganismen mit organischem Material zusammengebracht wird, produzieren sie eine Fülle nützlicher Substanzen. Diese Substanzen sind zum Beispiel Vitamine, organische Säuren, mineralische Chelatverbindungen sowie unterschiedliche Antioxidantien.

Die Symbiose der Mikroorganismen erzeugt starke erneuerbare Kräfte. In unterschiedlichen Milieus entwickeln sie überraschende Wirkungen, die in der heutigen EM-Technologie zur praktischen Anwendung gebracht werden können.
- Ursprünglicher Einsatz: Bodenverbesserungsmittel in Landwirtschaft und Gartenbau
- Heutiger Einsatz: weltweit in vielen Bereichen von Landwirtschaft, Umwelt, Gesundheit und Industrie.

Mit EM fermentierte organische Materialien tragen auch als Futterzusatz zur Tiergesundheit bei. Organische Abfälle werden durch Fermentation mit EM wieder in „Wertstoffe" umgewandelt (anstatt zur Fäulnis), so zum Beispiel tierische

Abfälle, Hausmüll, Kompost und Abwässer. Bei diesem Prozess werden sogar unangenehme und/oder schädliche Gerüche zurückgedrängt.

In Gewässern beschleunigen die Effektiven Mikroorganismen den Abbau von abgestorbenen organischen Materialien in Sedimenten („Bodensatz") und verbessern somit die Wasserqualität.

Welche Arten von EM gibt es?

EM-Grundlösung:
- Effektive-Mikroorganismen-Urlösung ist ein flüssiges Multi-Mikroben-Präparat und ein Hilfsmittel zur Verlebendigung des Bodens.
- Ist eine Mischkultur von nützlichen, effektiven, für Mensch, Tier, Pflanze und Umwelt völlig unschädlichen Mikroorganismen, die sich weltweit in natürlicher Umgebung, nachweisen lassen.

EMa (= EM aktiviert):
- Wird aus EM1 + Zuckerrohrmelasse + Wasser hergestellt.
- EMa kann selbst hergestellt werden und ist anzuwenden wie das Ursprungspräparat EM.

EM-Keramik-Pipes:
- Den gebrannten Ton gibt es in Form von unterschiedlichen „Pipes".
- Durch ihre Form garantieren sie den größtmöglichen Wasserkontakt.

Futter- Bokashi (jap. „Allerlei"):
- Im Unterschied zu unserem Kompost wird Bokashi anaerob fermentiert. So ist garantiert, dass viele Inhaltsstoffe erhalten bleiben und sich die Bakterien (wenn warm gehalten) vermehren können.
- Es handelt sich um fermentiertes, organisches Material, wobei sich die Milchsäurebakterien und andere Mikroben vermehren.
- Bokashi ist weitgehend vergleichbar mit Silagefutter in der Landwirtschaft oder auch sauer eingelegtem Gemüse, wie z.B. Sauerkraut.

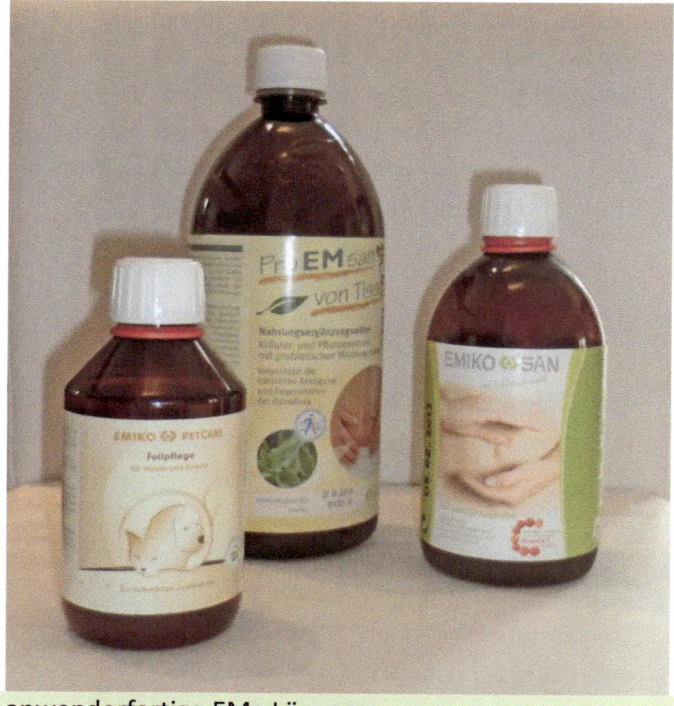

anwenderfertige EMa Lösungen

Was bewirken Effektive Mikroorganismen im Körper unserer Tiere?

Werden die Mikroorganismen und die von ihnen gebildeten Stoffe in den dafür vorgesehenen „Varianten" eingenommen, so wirken sie im Körper sehr vielfältig. Die körpereigene Abwehr wird angeregt und die Darmflora wird so weit stabilisiert, dass sie viele Vitamine, Enzyme und andere antioxidative Substanzen produziert. Ein gesunder Darm wirkt sich so auch immer positiv auf den Zustand der Haut aus. Die antioxidative Wirkung beruht darauf, dass die EM dem Körper für seine komplexen Stoffwechselvorgänge Elektronen zur Verfügung stellen und dadurch freie Radikale gebunden werden können. Freie Radikale greifen in zu hohen Konzentrationen wichtige Proteine des Stoffwechsels und die Zellmembranen an.

Ähnlich Effekte wie die EM sollen spezielle Bakterienpräparate haben. Dazu gibt es spezielle Medikamente oder Futterergänzungsmittel mit einer bestimmten oder mehreren Bakterienkulturen, die für den Darm wichtig sind.

> **Beispiele Darmaufbaupräparate (neben EM):**
>
> - EquiPower – Probiotikum, Pferde (Fa. Vetripharm)
> - PlantaFerm P, Pferd (PlantaVet GmbH)
> - Kanne Brottrunk

Vor jeder Ausleitungstherapie oder Entsäuerung steht also zunächst einmal die Voraussetzung, dass der Darm richtig funktionieren muss, um die anderen Entgiftungsorgane zu entlasten und die losgelöste Elemente aus dem Organismus auszuscheiden.

Soll möglichst schnell ausgeleitet werden, so sollten zumindest immer gleichzeitig entgiftungs- und auch darmaufbauende Maßnahmen ergriffen werden.

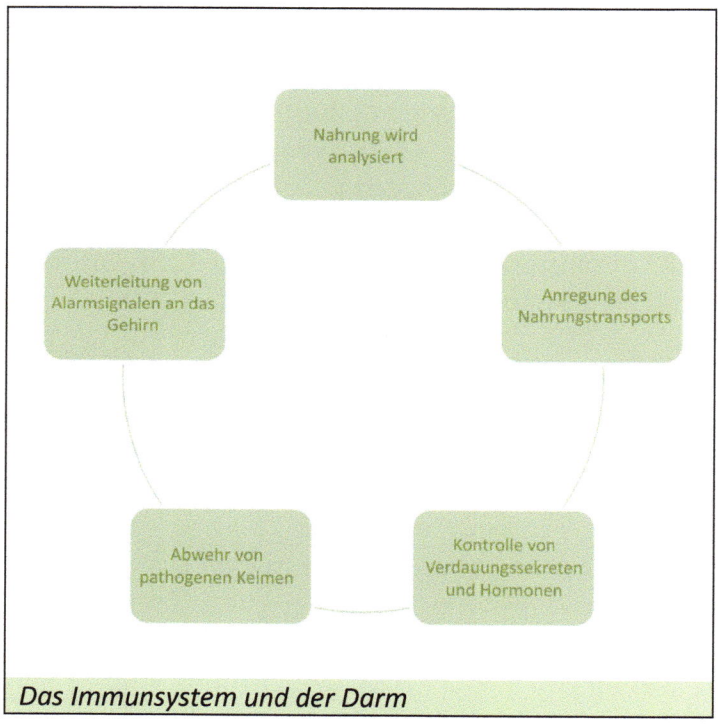

Das Immunsystem und der Darm

9. Pflanzliche Stoffwechselkuren

Ein gut funktionierender Stoffwechsel sorgt dafür, dass Stoffe, die in den Körper gelangen, richtig transportiert und umgewandelt werden. Ist der Stoffwechsel jedoch gestört, kann das krankmachen. Stoffwechselprodukte (dann oft als „Schlackenstoffe" bezeichnet) und Toxine können nicht richtig aus dem Körper ausgeschleust werden. Der Organismus kann krank werden und vor allem Probleme des Magen-Darmtraktes und natürlich der Haut sind die Folge.

Neben dem Darm als einzelnes wichtiges Organ für den Stoffwechsel, muss also der komplette Stoffwechsel mit all seinen Bausteinen funktionstüchtig sein. Hier können vor allem pflanzliche Mittel aus der Phytotherapie (Pflanzenheilkunde) gute Dienste leisten.

Die Pflanzenheilkunde ist eines der ältesten Therapieverfahren und hat ein großes Spektrum an Einsatzmöglichkeiten.

Jede Heilpflanze bildet während ihres Wachstums Stoffwechselprodukte, die sie speichert. Einige dieser Produkte sind von so großem Wert, dass die Pflanze durch sie zu einer Heilpflanze wird und auch therapeutisch eingesetzt werden kann.

Neben diesen Stoffen enthält jede Pflanze auch noch indifferente Stoffe, die sog. Ballaststoffe (diese beeinflussen die Resorption der Wirkstoffe erheblich).

Die Verarbeitung und Ausscheidung von Giften ist in erster Linie die Aufgabe von Leber und Nieren. Deshalb sollte man zur Stoffwechselaktivierung Heilkräuter auswählen, die diese Organe bei ihrer Aufgabe unterstützen, um auf der anderen Seite auch die Haut als Entgiftungsorgan zu entlasten:

Pflanze	Wirkung, unter anderem…
Birke (Betula alba)	blutreinigend, harntreibend
Brennnessel (Urtica dioica)	blutreinigend, blutbildend, stoffwechselfördernd
Klette (Arctium lappa)	blutreinigend, entgiftend, harntreibend, schweißtreibend
Löwenzahn (Taraxacum officinale)	blutbildend, blutreinigend, harntreibend, tonisierend
Süßholz (Glycyrrhiza glabra)	blutreinigend, entzündungswidrig, fungizid, harntreibend
Mariendistel (Carduus marianus)	anregend, entgiftend, harntreibend, leberstärkend, schweißtreibend, tonisierend
Schafgarbe (Achillea millefolium)	blutreinigend, gefäßtonisierend
Goldrute (Solidago virgaurea)	adstringierend, harntreibend, blutreinigend, entzündungs-

	hemmend
Pfefferminze (Mentha piperita)	entzündungswidrig, keimtötend, galletreibend, tonisierend
Artischocke (Cynara scolymus L.)	antioxidativ, appetitanregend, blutzuckersenkend, gallefördernd, leberregenerierend, leberschützend, verdauungsfördernd

Basische wirkende Kräuter, u.a.:

Melissenblätter, Lungenkraut, Lindenblüten, Hagebuttenschalen, Birkenblätter, Heidelbeerblätter, Brombeerblätter, Kümmel, Frauenmantelkraut, Grünhafertee, Holunderblüten, Löwenzahnwurzel, Spitzwegerichkraut, , Fenchel, Anis, Süßholz, Himbeerblätter, Walnussblätter, Labkraut, Artischockenkraut, Lavendelblüten, Salbeiblätter, Augentrost, Brennesselblätter, Ringelblume, Ingwer, Rosenblütenblätter, Rosmarinblätter, Thymian, Petersilienblätter

Für die Anwendungen am Pferd eignet sich hauptsächlich der getrocknete Rohzustand der Kräuter oder der daraus hergestellte Tee. Beides kann man über das Trinkwasser oder mit dem Futter verabreichen.

Zu beachten ist, dass sich jedoch nicht immer alle Kräuter zur direkten Verfütterung eignen und deshalb allgemein die Zubereitung eines Tees am sinnvollsten ist. Oft können nur im überbrühten Zustand die wichtigen Wirkstoffe gelöst und dann ausreichend vom Körper aufgenommen werden.

Für einen Tee nimmt man je 10 – 50 g Kräuter in Arzneibuchqualität, je nach Größe und Gewicht des Tieres, und überbrüht diese mit heißem Wasser. Nach dem Abkühlen kann man den Tee – je nach Akzeptanz – entweder mit den Kräutern oder auch ohne diese zum Futter dazugeben.

Die Dauer der Gabe richtet sich individuell nach den Beschwerden. Manchmal helfen schon ein paar Tage, oft benötigt es aber 3 bis 6 Wochen der Kräutergabe, um eine Wirkung zu erzielen.

Allerdings sind Heilkräuter auch nicht für den Dauergebrauch gedacht und so sollten nach spätestens 4 - 6 Wochen Behandlungspausen eingelegt werden. Aus Erfahrung eignen sich kurmäßige Intervalle von 21 - 28 Tagen Kräutergabe mit anschließender Pause am besten.

Sind Sie nicht selbst Tiertherapeut und/oder vertraut mit der Phytotherapie empfiehlt sich die Absprache mit einer solchen Fachperson bezüglich der Zusammensetzung, Dosierung und Dauer einer Kur mit Kräutern.

10. Homöopathisch entgiften

Begründer der Homöopathie war der Arzt und Chemiker Samuel Hahnemann. In einem Selbstversuch im Jahre 1790 mit Chinarinde entdeckte er, dass die Symptomatik nach der Einnahme, denen der Malaria sehr stark ähnelte. Dieses Phänomen veranlasste ihn, weiterzuforschen.

Hahnemann entwickelte nicht nur die Grundlagen der homöopathischen Medizin, sondern auch das komplette Verfahren zur Herstellung der einzelnen Arzneien. Im Jahre 1796 dann ging er mit seinen Forschungen an die Öffentlichkeit und stellte die Homöopathie vor.
Festgehalten sind die Grundlagen der Homöopathie im Organon, dessen erste Auflage „Organon der rationellen Heilkunde" 1810 erschien.

Der erste Grundsatz der Homöopathie lautet „Was eine Arznei bewirkt, wird durch Prüfung am Gesunden festgestellt". Es gilt die Ähnlichkeitsregel „Similia similibus curentur" (Ähnliches werde mit Ähnlichem geheilt).

Man testet also, welche Reaktionen/Symptome ein bestimmter Stoff bei einem gesunden Menschen auslöst und kann dann wiederum genau diese Symptomatik bei einem Kranken damit heilen: „Um eine Krankheit zu heilen, muss eine Neue mit den gleichen Symptomen, erzeugt werden". Dabei greift auch der folgende Aspekt: Bei der Untersuchung vieler einzelner Symptome ergibt sich ein großes Gesamtbild.

Herstellung / Potenzierung

Die Basis bei der Herstellung sind folgende:

- *Tinkturen*:

Die entsprechende Pflanze wird getrocknet (evtl. abgekocht) mit Alkohol oder Kochsalzlösung vermischt und abgeseiht -> phytotherapeutische Extrakte.

- *Urtinkturen*:

Urtinktur nennt man dann die homöopathischen Tinkturen vor Ihrer Potenzierung.

- *Essenzen*:

Der Saft – aus einer Pflanze gewonnen – wird mit 95 prozentigem Alkohol vermischt.

- *Lösungen*:

(Salz-)Säuren oder Laugen werden in Alkohol oder Wasser gegeben.

Beginnt man nun mit der Potenzierung, so wird zu 9 ml Lösung 1 ml Tinktur/Ursubstanz gegeben und man erhält eine D1-Potenz. 9 ml Lösung plus 1 ml der D1-Potenz ergibt die D2-Potenz und so weiter. Zwischen den einzelnen Schritten wird die Lösung verschüttelt.

Unter Potenzieren versteht man also das schrittweise Verdünnen und Verschütteln/Verreiben. Und je höher ein homöopathisches Mittel potenziert ist, desto höher wird auch seine Energie.

Die Potenzen werden folgendermaßen eingeteilt:

- Tiefpotenzen: D1 – D6,
  D6 – D12,
  C4 – C12
- mittlere Potenzen: ab D12 bis D30
- Hochpotenzen: D30 – D200,
  C30 – C200
  LM – Potenzen

Anwendung

Zur Anwendung bei akuten Geschehen kommen hauptsächlich die Tiefpotenzen. Tiefpotenzen bis D6 ca. 3–4 x täglich und Tiefpotenzen/mittlere Potenzen bis höchstens D30 ca. 1–2 x täglich.

Tiefpotenzen können bei ganz akutem Geschehen auch kurzfristig stündlich verabreicht werden
Die Anwendungsdauer der Tiefpotenzen beträgt bis zu zwei Wochen.

> Hinweis:
> An dieser Stelle soll erwähnt werden, dass die Homöopathie ein sehr komplexes und weitreichendes Gebiet ist und im Zweifelsfall immer von einem erfahrenen Therapeuten begleitet werden sollte.

Die folgende Tabelle zeigt eine Übersicht über durchschnittliche Dosierungsempfehlungen. Eine Dosis besteht aus:

	Globuli	Tabletten	Tropfen	Injektion (s.c)
Pony, Fohlen	8	5	20	5ml
Großpferd	10	6	30	5-10ml

Mit der Homöopathie ist es möglich, sehr ursächlich anzusetzen. Behandelt wird in erster Linie also kein einzelnes Symptom, sondern die zu Grunde liegende Ursache für das Symptom. Ebenso kann dies im Falle einer toxischen Belastung geschehen. Diese Belastung, so wurde bereits besprochen, äußert sich in vielfältiger Symptomatik. Die Ursache ist jedoch das Toxin, welches Vorgänge und Mechanismen im Körper blockiert. Diese blockierenden Stoffe sollen mittels passender homöopathischer Mittel losgelöst und abtransportiert werden. Der gestörte (blockierte) Mechanismus muss also wieder in Gang gebracht werden.

Neben sorgfältig repertorisierten (durch den Homöopath in einem speziellen Verfahren ermittelten) Einzelmitteln (Simile), bedient man sich in der Naturheilkunde hier auch gerne den Komplexmitteln. Komplexmittel sind ausgewogen aufeinander abgestimmte Präparate, die mehrere, bei einem Anwendungsgebiet wirksame Einzelmittel enthalten.

Vor allem bei Tieren hat sich diese Variante schon oft bewährt.

Einige Ausleitungsschemata sollen nun vorgestellt werden.

Das „Spenglersan Entoxin-Set":

„*Die Wirkungsweise der Entoxin-Entgiftungstherapie besteht darin, den Körper zu reizen, Toxine aus den intrazellulären Lagerstätten in den extrazellulären Kreislauf abzusondern.*
(...)
Das Prinzip einer Drainage besteht in der Ableitung schädlicher Stoffe von innen nach außen. Von den so genannten „edleren" Organen (Niere, Herz, Lunge, Gehirn) zu den „unedleren" (Haut, Schleimhaut). Ausleitungsverfahren sind essentielle Bestandteile naturheilkundlicher Methoden, da durch sie die Selbstreinigung und dadurch die Selbstheilungskraft des Organismus angeregt wird. Heute basieren die Ausleitungsverfahren auf der Vorstellung, dass es aufgrund einer Anhäufung von schädlichen Stoffen (Toxine) in einem Organ zu dessen Erkrankung kommt. Diese Toxine können über die Haut, die exkretorischen und die sekretorischen Organe ausgeschieden werden und somit aus dem Körper nach außen ab- bzw. ausgeleitet werden.
Während der Ausleitungstherapie sollte auch genügend getrunken werden. Eine Entgiftungs- und Ausleitungstherapie wird in der Regel für 4–6 Wochen, max. 8 Wochen durchgeführt." (Quelle: SPENGLERSAN® REPORT - Informationen aus Wissenschaft und Medizin, AUSGABE 3/06 · 16. Jahrgang)

Entoxin-Set G (Fa. Spenglersan)
- Ausleitungsmittel Matrix-Entoxin G, 2–3 x tgl.
- Ausleitungsmittel Fella-Entoxin G (Lebermittel), 2–3 x tgl.
- Ausleitungsmittel Uresin-Entoxin G (Nierenmittel), 2–3 x tgl.

Die „Phoenix-Entgiftungstherapie"

Die Phoenix Entgiftungstherapie setzt sich aus einer Kombination von 4 verschiedenen spagyrischen Arzneimitteln auseinander. Diese aktivieren die Ausscheidungsorgane Leber, Niere, Haut und Schleimhaut sowie das Lymphsystem, als Transportsystem von Schlackstoffen:

- Phoenix Silybum spag. (Aktivierung der Stoffwechselprozesse in der Leber)
- Phoenix Solidago spag. (Aktivierung und Verstärkung der Ausscheidung von Stoffwechselschlacken und toxischen Stoffen über die Nieren)
- Phoenix Urtica arsenicum spag. (Lösung der im Fett-, Binde- und Nervengewebe eingelagerten Toxine, die über Haut und Schleimhaut ausgeschieden werden)
- Phoenix Thuja Lachesis spag. (fördert das Lymphsystem)

> Anwendungsschema:
>
> 3 Tage Silybum spag.
> anschließend
> 3 Tage Solidago spag.
> anschließend
> 3 Tage Urtica-Arsenicum spag.
>
> Die Einnahme beginnt jetzt wieder mit PHÖNIX Silybum spag. Dieser Zyklus wird über 45 Tage (5 Zyklen) wiederholt.
> Jeden Tag durchgehend dazu einnehmen:
> - PHÖNIX Thuja-Lachesis spag.

Es ist von großer Bedeutung, dass während der gesamten Ausleitungstherapie ausreichend Flüssigkeit aufgenommen wird, damit die gelösten Schlacken- und Giftstoffe über die Ausscheidungsorgane ausgeleitet werden können.

Ausleitung mit „Heel"

Die Anwendung homöopathisch/antihomotoxischer Arzneimittel spielt eine zunehmende Rolle, sowohl in der Human- als auch in der Veterinärmedizin. Die Antihomotoxicologie hat die Regulierung der körpereigenen Balance an mehreren Zielpunkten zur Aufgabe. Die Behandlung erfolgt je nach Stadium der Krankheit und es erfolgt eine Stimulation der körpereigenen Regulationsmechanismen.

> **Heel-Ausleitungskur:**
> - Leber-Galletropfen Cosmochema: 3 x tgl.
> - Nierentropfen Cosmochema: 3 x tgl.
> - Lymphomyosot N Tropfen: 3 x tgl.

Über eine Dauer von 30 bis höchstens 45 Tage wird diese Ausleitungskur zur Stärkung Ihrer Immunkraft und Entgiftung der Leber, sowie Anregung der Nierenfunktion eingesetzt.

Die Lymphomyosot-Tropfen sollen dabei dann zur Anregung der Bindegewebsreinigung und zur Ausleitung der Giftstoffe aus dem Körper dienen.

Weitere Antihomotoxica können je nach Bedarf diesem Grundschema individuell ergänzt werden.

11. Mit Schüssler-Salzen gegen Übersäuerung

Schüßler-Salze sind ein Naturheilverfahren, die auf natürlichen, nicht chemischen Mitteln basiert. Sie werden auch als Biochemie bezeichnet, also die Chemie der Biologie. Alle Salze dieser Therapieform befinden sich auf natürliche Weise in jedem von uns und sind entsprechend auch in unseren Tieren enthalten.

Der Arzt Wilhelm Heinrich Schüßler (1821 – 1898) untersuchte den Menschen und die in ihm natürlich vorkommenden Mineralien. Auf diese Weise entdeckte er einen Zusammenhang zwischen der Gesundheit und dem Mineralhaushalt. Die Schüßler-Salze gelangen dann im Krankheitsfall dorthin, wo der Körper sie zur Heilung braucht.

Die grundsätzliche Aussage bei Schüssler ist, dass alle Krankheiten durch einen Mangel an bestimmten lebensnotwendigen Mineralstoffen entstehen. Werden die fehlenden Stoffe zugeführt, kann eine Heilung eintreten. Diese Zuführung der Mineralstoffe darf jedoch nur in ganz geringen Mengen erfolgen, ähnlich wie in der Homöopathie.

Die Darreichungsform der Schüßler-Salze sind meist Tabletten (oder auch äußerlich in Form von Salben). Die Haupteinsatzgebiete sind chronische Erkrankungen, aber auch leichtere akute Beschwerden oder sie werden als Begleittherapie von akuten Erkrankungen verwendet.

Es gibt insgesamt 24 verschiedene Schüßler-Salze, wobei es ursprünglich einmal 12 waren, die von Schüßler selbst erforscht wurden.

Die Schüßler-Salze gibt es in zwei verschiedenen Potenzen: D6 (für akute Fälle) und D12 (für subakute und chronische Fälle).

Pferde bekommen pro Dosis 3 Tabletten.
Bei akuten Erkrankungen kann eine Dosis viertel- bis halbstündlich verabreicht werden, in allen anderen Fällen werden die Salze 3 x täglich verabreicht.

Die Tabletten können dabei komplett oder pulverisiert zum Futter dazugegeben werden oder mit Wasser aufgelöst über eine Plastikspritze (ohne Nadel) direkt oral verabreicht werden.
Idealerweise sollten die Schüßler-Salze nicht mit Metall in Berührung kommen.

Die Basenkur mit Schüßler-Salzen:

- Schüßler-Salz Nr. 8 **Natrium chloratum D6**: reguliert den Flüssigkeitshaushalt des Körpers, regt den Stoffwechsel an.
- Schüßler-Salz Nr. 9 **Natrium phosphoricum D6**: puffert und neutralisiert Säuren, reguliert den Stoffwechsel.
- Schüßler-Salz Nr. 23 **Natrium bicarbonicum D12**: bindet überschüssige Säuren, reguliert den Stoffwechsel.

Weitere Schüßler-Salze, die individuell in die Therapie mit einbezogen werden können sind zudem:

- Schüßler-Salz Nr. 6 **Kalium sulfuricum**: zur Entgiftung und Entschlackung, bei chronischen Erkrankungen.
- Schüßler-Salz Nr. 10 **Natrium sulfuricum**: wichtiges Mittel für die Ausscheidung von Giftstoffen, unterstützt Leber und Galle.
- Schüßler-Salz Nr. 12 **Calcium sulfuricum**: zur Entgiftung und Entschlackung, hat besondere Beziehung zu Haut - und Schleimhautproblematiken.

Der Einsatz der Schüßler-Salze ist sehr feinstofflich und man kann diese Therapieform normalerweise unbedenklich mit jeder anderen Therapie ergänzen. Im Gegensatz zu homöopathischen Mitteln können die Schüßler-Salze auch über einen längeren Zeitraum relativ bedenkenlos gegeben werden.

Das Prinzip der Basensalze gibt es aber auch „stofflicher". Sogenannte Basenpulver enthalten die im Körper basisch wirkenden Mineralsalze in konzentrierter Form und haben entsprechend ebenfalls einen positiven Einfluss auf eine Übersäuerung im Organismus:
z.B.
- EQUIBAS für Pferde (über www.thp-back.de)
- Mineral-/Kräutermischung:
  Kräutermischung Nr. 10 (Dr. Weyrauch)

12. Typische Erkrankungen der Haut des Pferdes

In den vorangegangenen Kapiteln haben wir besprochen, dass eine Disposition für Hautkrankheiten oft auf eine Überlastung der Entgiftungsorgane, einen schwachen Darm oder eine Übersäuerung zurückzuführen ist. Das bedeutet also, es gibt meist grundlegende Faktoren, durch die das körpereigne Abwehrsystem und die Selbstheilungskräfte geschwächt wurden. Bei jeder Erkrankung der Haut müssen diese Faktoren (vor allem auch bei der Ursachenfindung) also berücksichtigt werden.

Nichtsdestotrotz werden wir im Folgenden auf spezielle Erkrankungen der Haut eingehen und herausarbeiten, welche Behandlungsansätze aus der Naturheilkunde sich in diesem Zusammenhang bewährt haben. Eine Therapie der Ursache sollte bei allen Erkrankungen das oberste Ziel sein. Manchmal ist aber auch eine symptomatische Behandlung von Nöten, um dem Tier eine kurzfristige Linderung zu verschaffen. Deshalb werden auch Behandlungen angesprochen, die zunächst symptomatisch wirken.

Haarausfall

Haarausfall wird in der Fachsprache auch Alopezie genannt. Der Haarverlust kann diffus oder herdförmig sein und wird in reversibel oder irreversibel unterschieden. Die Alopezie wird entweder erworben oder ist angeboren (letzteres kommt beispielsweise bei Hunden und Katzen vor, aufgrund spezieller haarloser Züchtungen).

1. Symptome

Vermehrter Haarausfall kann physiologisch sein und tritt vor allem im Frühjahr und Herbst, beim sogenannten Fellwechsel, auf. Dies ist nicht krankhaft und somit normalerweise auch nicht behandlungsbedürftig.
Anders gestaltet es sich, wenn das Pferd plötzlich haarlose Stellen auf dem Fell hat. Die Haut unterhalb der haarlosen Stellen ist dabei unverändert.

Das Fell kann kreisrund bzw. lokal auf eine oder mehrere Stellen konzentriert ausfallen. Dies ist der herdförmige Haarausfall.
Diffuser Haarausfall ist nicht lokal begrenzt, sondern zeichnet sich dadurch aus, dass das Haar insgesamt immer weniger und dünner wird, und zwar meist am ganzen Körper.

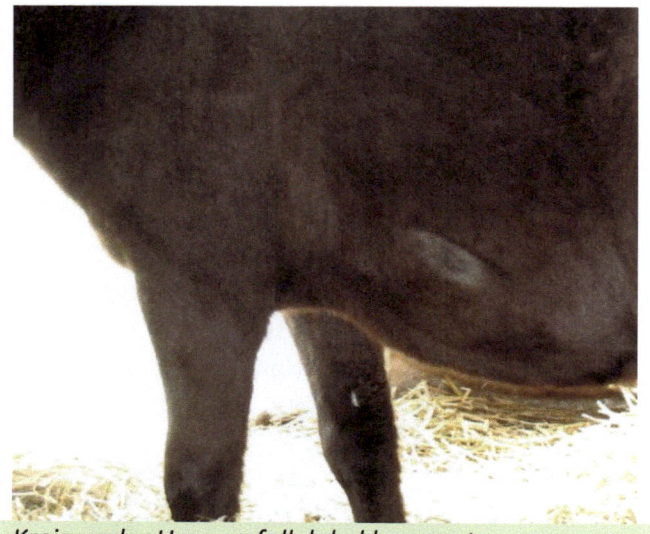
Kreisrunder Haarausfall, lokal begrenzt

2. Ursachen

- Erkrankungen der Haut
- Erkrankungen der inneren Organe
- Irritationen der Haut (mechanische)
- Hormonelle Dysfunktion
- Mangelzustände
- Vergiftung
- Allgemein auch im Zusammenhang mit anderen schweren Allgemeinerkrankungen
- Falsche Haltungsbedingungen

3. Diagnose

Untersucht werden Hautgeschabsel und/oder die Haare. In bestimmten Fällen wird auch eine Hautbiopsie durchgeführt, um der Ursache auf den Grund zu gehen.
Zusätzlich eignet sich ein großes Blutbild mit Organstatus, um Erkrankungen innerer Organe oder hormonelle Dysfunktionen auszuschließen.

4. Behandlungsansätze

An erster Stelle steht, soweit dies möglich ist, die auslösende Ursache abzustellen und das zugrundeliegende Leiden zu behandeln. Haltungs- und Fütterungsbedingungen müssen optimiert werden. Zusätzlich kann eine symptomatische Therapie erfolgen.

Homöopathisch
- o **Selenium D12**: bei Haarausfall und fettiger Haut
- o **Lycopodium clavatum D12**: Haarausfall nach vorangegangener Erkrankung, vorzeitiges Ergrauen der Haare

Pflanzlich
- o **Brennnesselkraut**: blutreinigend, stoffwechselfördernd
- o **Klettenwurzel**: blutreinigend, entgiftend, harntreibend
- o **Ackerschachtelhalm**: blutreinigend, entzündungshemmend, harntreibend

<u>Fütterung</u>
- Zink und Biotin
- Bierhefe (B-Vitamine)
- Kieselerde/Kieselsäure

> *Wann zum Tierarzt oder Tierheilpraktiker?*
> *Bei länger anhaltendem Haarausfall, vor allem bei Verdacht auf eine Erkrankung der inneren Organe, Vergiftung oder Mangelzuständen.*

Ekzem (allgemein)

Das Ekzem kann nicht als einheitliche Erkrankung erklärt werden, vielmehr versteht man darunter eine Zusammenfassung unterschiedlicher Formen von Hautentzündungen bzw. entzündlichen Ausschlägen auf der Haut mit einigen gemeinsamen Merkmalen.
Spezielle Formen des Ekzems, die bei Pferden häufig auftreten, werden später noch konkret besprochen.

Das Ekzem ist dabei der Ausdruck einer Unverträglichkeit, sowie ein Ausscheidungsvorgang körperfeindlicher Substanzen.
Wie in den vorangegangenen Kapiteln erläutert, wird die Haut auch bei Überlastung innerer Ausscheidungsorgane wie zum Beispiel Leber, Niere oder Lymphsystem zur Entlastung herangezogen. Diese Ausscheidung über die Haut kann sich dann in verschiedensten Formen äußern, unter anderem in Form eines Hautekzems.

In vielen Fällen ist außer allergischen Auslösern oft auch ein gestörter Gesamtstoffwechsel Grund für ein Ekzem.

1. Symptome

Den meisten Ekzemen gemeinsam ist ein mehr oder weniger starker Juckreiz. Die weiteren Symptome sind sehr vielfältig und sind unter anderem Haarausfall, Rötungen, Knötchen oder Bläschen, Pusteln und Quaddeln, Schuppen, Krusten etc. Befindet sich ein Ekzem in der chronischen Phase kann es zudem zu Hautverdickungen und verstärkter Schuppenbildung kommen.

2. Ursachen

- Schmutz (Schmutzekzem), vor allem an Schweif und Mähne, Fesselbeugen und äußerem Gehörgang
- Mechanische Reize durch z.B. Sattel oder Trense oder reibende Körperflächen wie z.B. Schenkel
- Ektoparasiten, Endoparasiten oder Staubmilben und ihre Ausscheidungsprodukte
- Inhalationsallergene wie z.B. Pollen, Pilzsporen oder Staub
- Impfstoffe oder Arzneimittel, wie auch Wurmkuren
- Kontakt mit verschiedenen Reizfaktoren wie Wasch- und Imprägnierungsmittel, Arzneimittel zur äußerlichen Anwendung, Metalle
- Futterallergene wie bestimmte Futtermittel, Konservierungsstoffe etc.

3. Diagnose

Ein genauer Vorbericht ist eine wichtige Voraussetzung für eine Diagnose. Abgefragt wird dabei die Jahreszeit (bzw. ob die Symptome saisonal auftreten), Haltung und Fütterung, ob Arzneimittel verabreicht werden oder wurden und ob das Pferd Kontakt zu einem möglichen Allerg hatte. Je nach Symptomatik und Erscheinungsbild des Ekzems können weitere gezielte Fragen gestellt werden. Auf diese Weise kann eine mögliche Ursache langsam „eingekreist" werden. Verschiedene Laboruntersuchungen, wie zum Beispiel ein Blutbild und Allergietests, kommen ebenso in Frage. Ausgeschlossen werden müssen zudem Parasiten und Pilzbefall über Laboruntersuchungen.

4. Behandlungsansätze

Zunächst muss die Ursache abgeklärt werden und die auslösenden Faktoren beseitigt werden. Das bedeutet zunächst zum Beispiel, dass Hautreinigung und -pflege optimiert werden müssen. Unverträgliche Futtermittel sollten eliminiert und die Fütterung angepasst werden. Falls Probleme innerer Organe vorliegen, muss dies in die Behandlung mit einbezogen werden (vor allem Leber, Nieren, Magen und Darm). Ist die Ursache eine Allergie, kann zum Beispiel über eine sog. „Desensibilisierung" therapiert werden.

<u>Homöopathisch</u>
- **Urtica urens D4**: bei Ausschlägen und brennender Haut

- **Graphites D12**: wenn das Ekzem trockenen, rissigen und Charakter hat
- **Hepar sulfuris D12**: wichtiges Mittel bei eitrigen Entzündungn, Blasen und Pusteln der Haut
- **Nux vomica D12**: bei Hautausschlägen durch Medikamente
- **Mezerum D6:** bei eitrigem Ekzem mit starkem Juckreiz
- **Calcium carbonicum D6:** weißliche Ekzem mit Krusten, Juckreiz

Pflanzlich
- **Klettenwurzel**: blutreinigend, entgiftend, harntreibend
- **Kamille**: beruhigend, blutreinigend, entzündungshemmend
- **Löwenzahn**: blutbildend, blutreinigend, harntreibend; bei Leberschwäche
- **Calendula**: abschwellend, adstringierend, entzündungshemmend, antibakteriell

Fütterung
- Zink
- Fermentgetreide oder Effektive Mikroorganismen (EM)
- Bierhefe
- Naturjoghurt
- Leinöl

Äußerliche Anwendungen
- Zink-Lebertran-Salbe

- Johanniskraut – Öl
- Ozonisiertes Olivenöl
- Nachtkerzen – Öl
- Calendula-Salbe

Tipp:
Nässende Hautveränderungen werden immer zunächst „feucht/nass" behandelt (z.B. Umschläge) und trockene Veränderungen trocken (z.B. mit Salben oder Pasten)

Wann zum Tierarzt oder Tierheilpraktiker?
Wenn der Verdacht auf eine Organerkrankung besteht oder sich bei der Untersuchung ein Befall mit Parasiten oder Hautpilz herausgestellt hat.

Das Sommerekzem

Das Sommerekzem ist eines der bekanntesten allergischen Ekzeme und beschränkt sich schon seit langem nicht mehr nur auf die typischen Rassen wie Isländer. Im Prinzip kann jede Pferderasse betroffen sein, jedoch tritt es im Allgemeinen häufiger bei Kleinpferden auf.

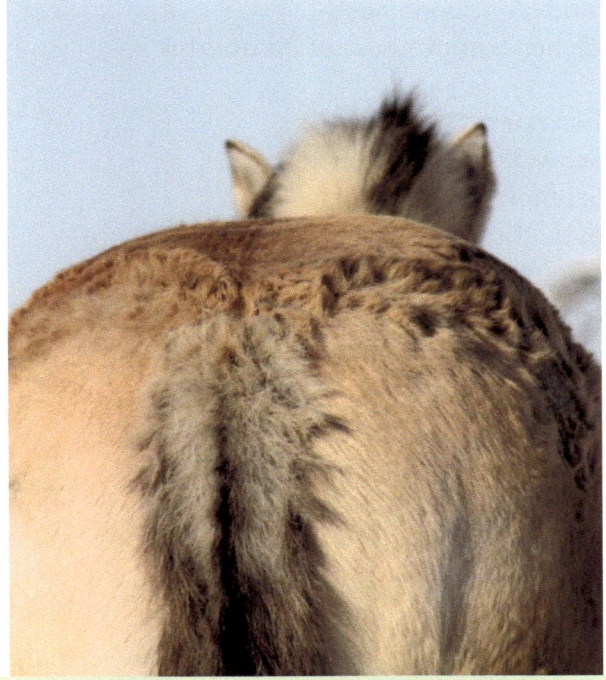

Scheuerstellen an der Schweifrübe oder dem Mähnenkamm sind typisch für das Sommerekzem

1. Symptome

Ein Pferd, das ein Sommerekzem hat, leidet meist unter sehr starkem Juckreiz und fängt an, sich deshalb intensiv zu scheuern. Die Folge sind kahle Stellen, aufgescheuerte Haut und daraus resultierende Entzündungen.
Der Juckreiz beginnt meist im Mähnenkamm und an der Schweifrübe und dehnt sich dann oft auch auf den Hals, Rücken und die Kruppe aus.
Die möglichen Symptome hier im Überblick:

- Juckreiz
- Schwellung und Wärme
- Schmerzhaftigkeit
- evtl. Rötung
- offene Wunden
- Sekret
- Krusten, Schuppen und Knötchen

2. Ursachen

Der häufigste Auslöser ist vor allem der Speichel von Stechmücken (Kriebelmücke = Culicoides), auf den der Organismus des Pferdes mit einer allergischen Reaktion antwortet. Das Immunsystem reagiert dabei übermäßig auf den Stich bzw. den Speichel dieser Stechmücken.

Weitere zusätzliche Faktoren, die eine Überreaktion begünstigen sind ein erhöhter Eiweißanteil im Futter und bestimmte Mangelversorgungen mit z.B. Zink und Kupfer.

3. Diagnose

Ein genauer Vorbericht ist die Voraussetzung für eine Diagnose. Abgefragt werden Jahreszeit (bzw. saisonales Auftreten der Symptome), Haltung, Fütterung, Arzneimittel etc. Verschiedene Laboruntersuchungen, wie auch ein Allergietest, kommen ebenso in Frage. Ausgeschlossen werden müssen Parasiten und Pilzbefall.
Eine Fell-Mineral-Analyse kann über die im Haar gespeicherten Mineralien Aufschluss geben. Dies gibt einen Hinweis auf Mangel- oder Überversorgung mit bestimmten Mengen- und Spurenelementen. Ebenso können toxische Belastungen nachgewiesen werden.

4. Behandlungsansätze

Bei der Behandlung steht nun die Allergenvermeidung an oberster Stelle. Das bedeutet, dass das Pferd im Sommer möglichst nur von morgens (nach der Dämmerung) bis zum Nachmittag oder bei Regen auf die Koppel gebracht werden sollte, also immer dann, wenn die Mücken nicht so intensiv schwärmen. Die Weiden sollten dabei am besten trocken und von eher kargem Bewuchs sein. Auch spezielle Ekzemer-Decken können draußen die Fliegen fern halten.
Im Stall empfehlen sich Fliegennetze oder sonstige fliegenabwehrende Maßnahmen.

Wichtig sind außerdem entsprechende Maßnahmen bei der Fütterung. Es sollte ein abgestimmter Futterplan, evtl. mit speziellen Futterergänzungen, für die betroffenen Pferde erstellt werden. Unterstützt werden kann dies durch eine vorherige Fell-Mineral-Analyse.

Homöopathisch
- **Sulfur C30**: als einmalige Gabe zur Anregung der Reaktionsfähigkeit des Körpers, bei juckenden Hautausschläge, bei Bedarf nach 3-4 Wochen wiederholen
- **Phosphorus D12**: bei rissiger und schuppiger Haut
- **Cardiospermum D4**: als wichtiges Mittel bei allergischen Dermatosen
- **Arsenicum album D6**: bei geschwollener Haut, die juckt und brennt
- **Hepar sulfuris D12**: bei eitrigen Hautentzündungen

Pflanzlich
- **Brennnessel**: blutreinigend, stoffwechselfördernd
- **Schafgarbe**: blutreinigend, gefäßtonisierend
- **Löwenzahn**: blutbildend, blutreinigend, harntreibend; bei Leberschwäche
- **Ackerschachtelhalm**: blutreinigend, entzündungshemmend, harntreibend
- **Calendula** (auch äußerlich): abschwellend, adstringierend, entzündungshemmend, antibakteriell

Fütterung
- Zink
- Effektive Mikroorganismen (EM) oder Kanne Fermentgetreide für den Darmaufbau
- Bierhefe
- Naturjoghurt

- Obstessig zum Trinkwasser
- Leinöl

<u>Äußerliche Anwendungen</u>
- Zink-Lebertran-Salbe
- Johanniskrautöl
- Ozonisiertes Olivenöl
- Aloe Vera Gel
- EM-Hautspray

Wann zum Tierarzt oder Tierheilpraktiker?
Wenn die Gefahr eines allergischen Schocks besteht oder sich offene Hautareale stark entzündet haben.

Die Mauke

Mauke wird definiert als eine „Dermatitis im Bereich des Unterbeins". Sie beginnt dabei aber typischerweise in der Fesselbeuge und ist neben dem Sommerekzem ein weiteres häufiges Problem. Mauke tritt hauptsächlich im Winter auf, kann aber auch zu jeder anderen Jahreszeit entstehen.

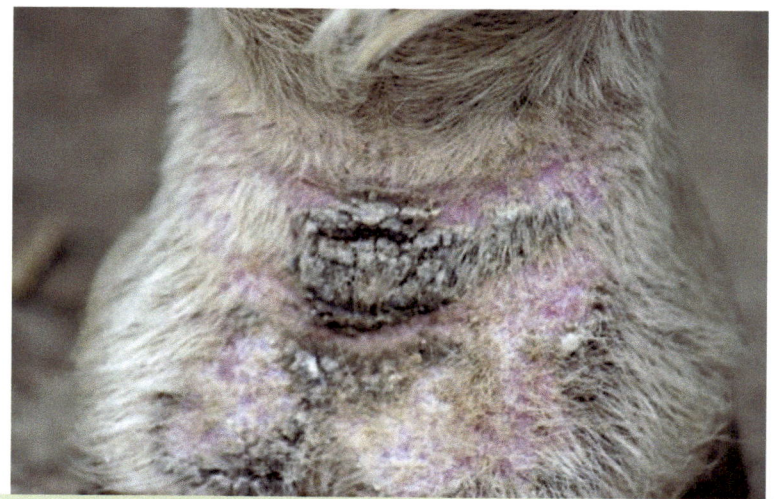
Entzündete Haut und Krusten – typisch für die Mauke

1. Symptome

Wie schon gesagt, handelt es sich bei der Mauke um ein Ekzem in der Fesselbeuge des Pferdes. Bei schweren chronischen Verläufen kann sich dieses Ekzem jedoch ausbreiten und sich bis über die Beugefläche der Karpal- oder Tarsalgelenke erstrecken (chronisch-squamöses Ekzem bzw. „Raspe").

Bei der Mauke kommt es zunächst zu einer Rötung der Haut und Bläschenbildung. Im Anschluss nässt das Ekzem und das Exsudat ist schmierig und oft auch übelriechend. Bleibt die Problematik länger bestehen kann es zudem zu einer Verdickung der Haut kommen und es bilden sich die typischen Krusten und Rhagaden.

Die Symptome in der Übersicht:
- Rötung der Haut
- Wärme und Schwellung
- Blutige Risse
- Juckreiz
- Borken, Knötchen, Bläschen, Schuppen, Krusten
- Nässende, schmierige Wunden

2. Ursachen

Häufig tritt die Erkrankung mit dem herbstlichen Fellwechsel auf, wenn auch das Wetter schlechter wird. Das bringt meist vermehrt Feuchtigkeit und Matsch mit sich. Als lokale Ursachen kann man daher matschige und von Kot bzw. Harn verunreinigte Ausläufe und Ställe nennen, meist kombiniert mit mangelnden Bewegungsmöglichkeiten. Wird unter diesen Bedingungen nicht auf Sauberkeit und Hygiene geachtet, kann es schneller zu einer Problematik kommen. Meist haben dadurch Pilze oder Bakterien einen guten Nährboden auf dem geschwächten Hautmilieu.

Aber auch trotz hygienischer Maßnahmen kann sich die Mauke ausbilden. Deshalb muss es noch mehr Gründe geben, warum das eine Pferd das Ekzem bekommt und das andere nicht.

Das Thema Fütterung scheint in diesem Zusammenhang durchaus eine wichtige Rolle zu spielen. Bei betroffenen Pferden findet man häufig eine fehlerhafte Fütterung vor, bei der es zu einem Ungleichgewicht im Mineral- und Spurenelementehaushalt, sowie der Vitaminversorgung kommt. Ein Überschuss an Eiweiß und Zucker in der Ration scheint sich ebenfalls negativ auszuwirken.

Da die Haut bekanntermaßen auch zu den Entgiftungs- bzw. Ausleitungsorganen zählt, sollte zudem an eine Stoffwechselstörung gedacht werden. Sind die inneren Entgiftungsorgane (Darm, Leber, Niere) „überfordert", werden Giftstoffe und Stoffwechselabbauprodukte vermehrt über die Haut aus dem Körper gebracht und können so die Neigung zur Ekzembildung massiv verstärken.

Ebenso können allergische Reaktionen Ursache einer Mauke sein, wobei sich dies vor allem mit einem Chorioptesmilben-Befall in Zusammenhang bringen lassen kann. Die Milben besiedeln die Fesselbeuge und fressen Hautschuppen bzw. ernähren sich von der austretenden Lymphe. Vor allem auf die Ausscheidungsprodukte der Milben hin können auch allergische Reaktionen auftreten.

3. Diagnose

Die Ursache sollte unbedingt eingegrenzt werden. Dazu eignen sich Haut- und Fellproben um Erreger (Bakterien, Pilze, Parasiten) zu bestimmen. Aber natürlich können auch ein Blutbild oder eine Fell-Mineral-Analyse wichtige Hinweise über den Funktionsstatus innerer Organe, sowie Mangel- oder Überversorgungen aufdecken. Auch toxische Belastungen können dadurch aufgezeigt werden, die Hauterkrankungen auslösen oder verstärken können. Wenn also eine innere Ursache die Erkrankung begünstigt, werden rein äußerliche Behandlungen und Hygienemaßnahmen nicht oder nur unzureichend helfen können.

Ein genauer Vorbericht ist zudem Voraussetzung für eine konkrete Diagnose. Abgefragt werden die Jahreszeit (bzw. saisonales Auftreten der Symptome), Haltung, Fütterung, sowie Arzneimittelgaben.

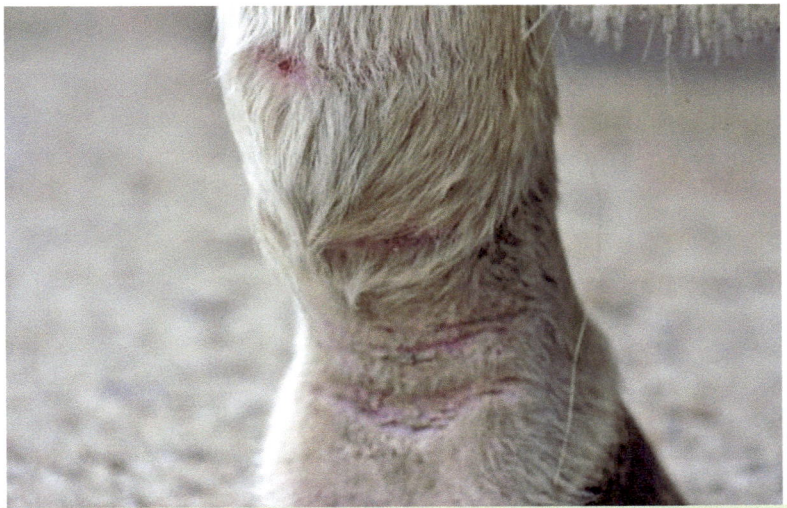
Langsame Besserung der Mauke während einer Behandlung

4. Behandlungsansätze

Egal welche Ursache sich findet, so sollte natürlich trotzdem eine ausreichende Pflege und die Hygiene in Stall und Auslauf besondere Beachtung finden. Die Einstreu muss täglich sauber und frisch sein und die Ausläufe ebenfalls täglich von Verunreinigungen befreit werden. Die Beine zudem nach dem Auslauf von Schmutz befreit und auf (auch kleine) Verletzungen hin kontrolliert werden.

Bei einer bestehenden Mauke werden die Krusten in der Fesselbeuge aufgeweicht und vorsichtig entfernt. Unter den Krusten können sich sonst Erreger wie Bakterien munter ausbreiten und die Tiere infizieren sich immer wieder von neuem. Das bedeutet aber nicht, dass die Beine täglich gewaschen werden dürfen. Dies würde dem Milieu schaden.

Häufig werden von Tierärzten leider nur Antibiotika oder Cortison zur Behandlung verordnet, die zwar zunächst die Entzündung eindämmen und Keime vernichten, langfristig jedoch die Ursache nicht beheben können. Meist kommt die Erkrankung nach dem Absetzen der Präparate schnell wieder zurück.

Deshalb ist es oft besser, das natürliche Hautmilieu zu unterstützen und aufzubauen.

Homöopathisch

- **Graphites D12**: wenn das Ekzem trockenen, rissigen Charakter hat und bei Hautaffektionen mit honiggelbem, übelriechendem Sekret
- **Mercurius solubilis D12**: krustige Hautveränderungen, bei eitrigen und schmierigen Belägen
- **Berberis D6**: bei Beschwerden der Ausscheidungsorgane mit juckenden Entzündungen der Haut
- **Solidago D6**: harntreibendes Mittel zur Entgiftung
- **Taraxacum D6**: Entgiftung über das Leber-Galle-System

Sowie je nach Symptomatik die Mittel unter „Ekzem (allgemein)" aufgeführt.

Pflanzlich
- **Goldrute**: zusammenziehend, harntreibend, blutreinigend, entzündungshemmend
- **Löwenzahn**: blutbildend, blutreinigend, harntreibend
- **Artischocke**: leberschützend, leberstärkend, gallefördernd, entzündungshemmend
- **Birke**: blutreinigend, harntreibend
- **Ackerschachtelhalm**: blutreinigend, entzündungshemmend, harntreibend

Fütterung
- Zink
- Kieselerde/Kieselsäure
- Effektive Mikroorganismen (EM) oder Fermentgetreide
- Bierhefe
- Leinöl

Äußerliche Anwendungen
- Zink-Lebertran-Salbe
- Cardiospermum-Salbe
- Johanniskrautöl
- Ozonisiertes Olivenöl
- Heilerde
- Umschläge mit EMa flüssig

Was tun bei Milben?

Wird eine Fußräude (Choripotesmilben) diagnostiziert, kommen auch Antiparasitika zum Einsatz, die Milben abtöten. In dem Fall sollten jedoch alle Tiere des Bestandes kontrolliert und behandelt werden, da es sich um eine ansteckende Erkrankung handelt. Darüber hinaus müssen Stall, Putz- und, Sattelzeug, sowie Geschirr gründlich desinfiziert werden. Der Verlauf der Erkrankung lässt sich jedoch, ebenso wie bei anderen Ursachen, durch eine artgerechte Haltung und eine gesunde Fütterung positiv beeinflussen.

> *Wann zum Tierarzt oder Tierheilpraktiker?*
> *Wenn sich offene Hautareale stark entzündet haben oder ein Befall mit Milben vorliegt.*

Nesselsucht

Unter der Nesselsucht (weitere Bezeichnungen sind Nesselfieber oder Urticaria) versteht man eine Hauterkrankung mit Bildung unterschiedlich großer oder kleiner Quaddeln, die durch eine allergische Reaktion ausgelöst werden.

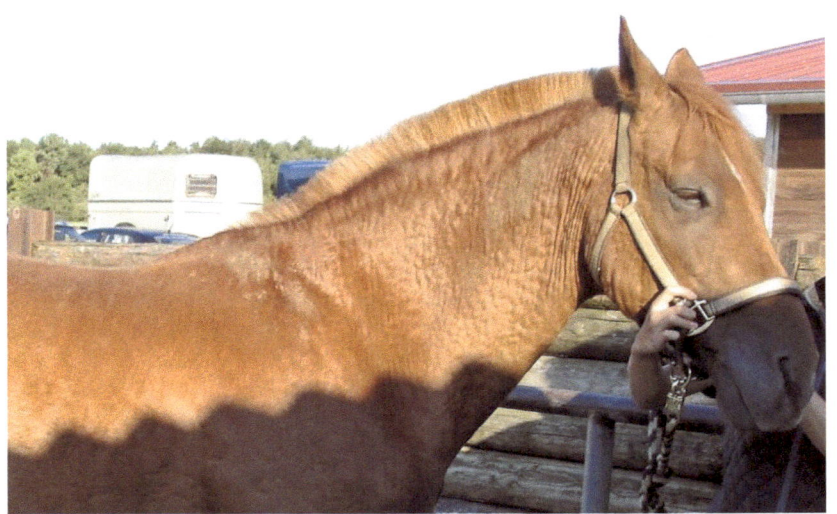
Nesselsucht mit den typischen Quaddeln am ganzen Hals

1. Symptome

Das Erscheinungsbild der Nesselsucht ist recht typisch. Es kommt zu unterschiedlich großen oder kleinen Quaddeln (ähnlich wie „in Brennnesseln gefasst"), die sich innerhalb kürzester Zeit sogar über den ganzen Körper ausbreiten können. Die Quaddeln können dabei klar abgegrenzt sein oder manchmal auch zu größeren Flächen zusammenfließen. Meist verschwinden die Symptome schon nach ein paar Stunden wieder. Manchmal besteht die Nesselsucht aber auch über mehrere Tage und es kann dabei eine klare Flüssigkeit aus den Quaddeln austreten. Juckreiz besteht zum Glück nur eher selten.

2. Ursachen

Die Ursachen für die Nesselsucht sind sehr vielfältig. Es handelt sich jedoch immer um eine überschießende Reaktion des Immunsystems oder ein Begleitsymptom einer Allergie.

Die häufigsten Ursachen sind dabei:
- Insektenstiche
- Pflanzen
- Arzneimittel
- Fremdeiweiße
- Futtermittelallergie
- Kälte oder Hitze

Es kommen aber auch weitere Faktoren in Frage, die im ersten Moment vielleicht etwas ungewöhnlich erscheinen. Eine Nesselsucht kann nämlich auch endogene Ursachen haben und im Zuge von Stress, bei einem Schockzustand nach einem schweren Unfall oder einer schweren Erkrankung auftreten.

3. Diagnose

Ein ausführlicher Vorbericht erleichtert es, die Ursache für die Reaktion einzugrenzen. Das Erscheinungsbild ist meist so typisch, dass man sofort auf Urticaria schließen kann. Gegebenenfalls sollte auch das Futter getestet werden.

4. Behandlungsansätze

In vielen Fällen verschwinden die Symptome schon nach einigen Stunden wieder und bedürfen keiner größeren Behandlung. Wichtig ist jedoch, die auslösenden Allergene ausfindig zu machen und zu beseitigen. In schweren Fällen muss zunächst eine systemische und lokale Behandlung erfolgen.

Homöopathisch
- **Apis mellifica D6**: bei roten ödematösen Schwellungen der Haut und bei allergischer Urticaria nach Insektenstichen
- **Urtica urens D4**: bei Hautausschlägen mit Juckreiz und Quaddelbildung
- **Cardiospermum D4**: bei Hautausschlag mit Juckreiz, Allergie

Pflanzlich
- **Lindenblüten**: beruhigend, blutreinigend, entspannend, entzündungshemmend

Fütterung
- Qualitativ hochwertige Futtermittel, ohne Zusatzstoffe und Konservierungsmittel

Äußerliche Anwendungen
- Kühle Wasserduschen
- Heilerde
- Umschläge mit Obstessig

> *Wann zum Tierarzt oder Tierheilpraktiker?*
> *Wenn die Gefahr eines allergischen Schocks besteht oder der Verdacht einer Reaktion auf ein Arzneimittel vorliegt.*

Kontaktallergie

Bei der Kontaktallergie kommt es zu einer Reaktion durch die direkte Berührung von Haut oder Schleimhäuten mit einem bestimmten Allergen. Meist manifestiert sich die allergische Reaktion in einem Ekzem oder einer Nesselsucht.

1. Symptome

In Folge eines Kontaktekzems kann es zu Rötungen und Schwellungen der Haut kommen, gefolgt von Pusteln, Juckreiz und Verkrustungen.

2. Ursachen

Wie der Name der Erkrankung schon beschreibt, muss es zum Kontakt mit einem Allergen auf der Haut kommen. Diese Allergene können recht vielfältig sein. Die wichtigsten hier in der Übersicht:

- Sattel und Zaumzeug
- Gebisse
- Konservierungsstoffe
- Waschmittel

- Insektenschutzmittel
- Farben
- Metalle (Nickel, Chrom, Zink, Kobalt)
- Pflanzen

3. Diagnose

Zunächst sollten genau geschaut werden, wo sich die allergische Reaktion lokalisiert. Alle möglichen Allergieauslöser müssen dann entsprechend abgefragt werden. Hier ist es wichtig, vor allem Neuerungen zu bedenken. „Wurde z.B. die Satteldecke mit einem anderen Waschmittel gewaschen?" „Ist neues Zubehör gekauft worden und aus welchen Materialien ist dieses?" „Andere Pflege- oder Putzmittel als gewohnt?" „Wurde ein neues Futter ausprobiert?" usw. Lasst sich das Allergen auf diese Weise nicht eingrenzen und bestimmen, kann auch ein Allergietest hilfreich sein.

4. Behandlungsansätze

Im ersten Schritt müssen die auslösenden Allergene ausfindig gemacht (siehe Diagnose) und unbedingt beseitigt werden.

Homöopathisch
- **Urtica urens D4**: bei Hautausschlägen mit Juckreiz und Quaddelbildung und bei allergischem Exanthem
- **Cardiospermum D4**: bei Hautausschlag mit Juckreiz, Allergie

- **Acidum formicicum D12**: bei Allergien, Hautausschlägen, trockener und juckender Haut

Pflanzlich
- **Lindenblüten**: beruhigend, blutreinigend, entspannend, entzündungshemmend

Fütterung
- Qualitativ hochwertige Futtermittel, ohne Zusatzstoffe und Konservierungsmittel
- EM – Futterbokashi

Äußerliche Anwendungen
- Heilerdepaste
- Umschläge mit Obstessig

> *Wann zum Tierarzt oder Tierheilpraktiker?*
> *Wenn die Gefahr eines allergischen Schocks besteht oder sich offene Hautareale stark entzündet haben.*

Futtermittelallergie

Bei einer Futtermittelallergie reagiert der Organismus ganz gezielt auf bestimmte Futtermittel oder Futterbestandteile. Es wird unterschieden in eine Futterunverträglichkeit und eine Allergie. Bei der Unverträglichkeit (zum Beispiel durch eine Stoffwechselstörung) werden bestimmte Futterbestandteile nicht vom Pferd vertragen, es handelt sich jedoch nicht um eine überschießende Reaktion des Immunsystems, wie bei der Allergie.

1. Symptome

Es können Symptome der Haut wie beim Ekzem, der Nesselsucht und der Kontaktallergie auftreten. Leitsymptom ist dabei oft ein starker Juckreiz am ganzen Körper. Kratzt und beißt sich das betroffene Pferd dann, können bakterielle Sekundärinfektionen auftreten.
Eine Futtermittelallergie äußert sich aber nicht selten auch über Symptome des Verdauungstraktes, wie Durchfall und/oder Kotwasser.
Haut- und Verdauungssymptome können dabei unabhängig voneinander auftreten oder auch gemeinsam.

2. Ursachen

Ursache dieser Erkrankung sind immer Unverträglichkeiten und/oder Allergien auf bestimmte Futtermittel oder Futterbestandteile. Hauptsächlich werden Proteine (Eiweiße) als Auslöser angenommen. Eine Schwäche der Entgiftungsorgane kann eine Futtermittelallergie begünstigen.
Auch Schimmelsporen und Futtermilben können als Allergieauslöser über das Futter ursächlich beteiligt sein.

3. Diagnose

Bei der Diagnose müssen neben Futtermitteln auch immer andere Auslöser als Differenzialdiagnose in Betracht gezogen werden (z.B. Endoparasiten wie Würmer, Ektoparasiten wie Insekten, Kontaktallergie mit anderen Stoffen).

Können andere Auslöser ausgeschlossen werden, so sollte mit einer Ausschlussdiät begonnen werden. Das Pferd erhält dann über mindestens 6 – 8 Wochen eine spezielle Diät, die möglichst nur aus einer Kohlenhydrat- und einer Eiweißquelle besteht, die das Pferd vorher noch nicht verfüttert bekommen hat. Im Anschluss werden nach und nach Futterbestandteile dazu oder weggenommen.

Auch ein Allergietest könnte zusätzlich zu Hilfe gezogen werden.

4. Behandlungsansätze

Die Behandlung beginnt unbedingt über die Eingrenzung möglicher Allergene bzw. Futtermittel, die die Symptome auslösen.
Die unter Diagnose beschriebene Ausschlussdiät ist auch gleichzeitig ein erster Behandlungsansatz. Unverträgliche Futtermittel müssen streng eliminiert werden.

Homöopathisch
- **Okoubaka D6**: bei Allergien gegen Futtermittel, Verdauungsschwäche
- **Acidum formicicum D6**: bei allergischen Reaktionen gegen Milben oder Schimmelpilze, allergischen Hauterkrankungen, Durchfall
- **Arsenicum album D6**: bei geschwollener Haut, die juckt und brennt

Pflanzlich
- **Löwenzahn**: blutbildend, blutreinigend, harntreibend; bei Leberschwäche
- **Ackerschachtelhalm**: Blutreinigend, entzündungshemmend, harntreibend
- **Calendula** (auch äußerlich): abschwellend, adstringierend, entzündungshemmend, antibakteriell

Fütterung
- Qualitativ hochwertige Futtermittel, ohne Zusatzstoffe und Konservierungsmittel
- Zink

Äußerliche Anwendungen
- Heilerdepaste
- Umschläge mit Obstessig
- EM – Hautspray
- Nachtkerzen – Öl
- Ozonisiertes Oliven – Öl

Sonnenbrand (Dermatitis solaris)

Die Dermatitis solaris wird auch Photosensibilität genannt und entsteht durch eine Überempfindlichkeit der Haut gegen Sonneneinstrahlung.

1. Symptome

Beim Sonnenbrand sind vor allem die unpigmentierten Hautbereiche betroffen. Es kann also vermehrt am Kopf im Bereich der Lippen, der Nüstern und der Augen zu einem Sonnenbrand kommen oder in weißen Fesselbeugen. Pferde mit großen Blessen, sowie Schecken oder Pferde mit Aufhellungsgenen (wie Falben oder Isabellen) sind besonders gefährdet.

Zuerst kann man eine Rötung der Haut feststellen, danach kommt es häufig zu Schwellungen, nässenden Blasen und in schwereren Fällen auch zur Hautnekrose. Oft bestehen auch Juckreiz und Schmerzen. Kratzen sich betroffene Pferde dann stark, kann es zu bakteriellen Sekundärinfektionen kommen.

2. Ursachen

- direkte Sonnenbestrahlung
- bestimmte Pflanzen können Photosensibilität begünstigen: z.B. Johanniskraut, Buchweizen
- bestimmte Medikamente können Photosensibilität begünstigen: z.B. manche Antibiotika, manche Schmerzmittel

3. Diagnose

Die Diagnose ergibt sich aus den Symptomen, da eben auch hauptsächlich die unpigmentierten Stellen betroffen sind.

4. Behandlungsansätze

Vorbeugend können vor allem anfällige, unpigmentierte Hautstellen mit Sonnencreme eingerieben werden oder es können spezielle Netze und Decken zum Schutz vor der Sonne angezogen werden. Sind diese Maßnahmen nicht möglich, so sollten anfällige Pferde keiner direkten Sonneneinstrahlung ausgesetzt werden (im Sommer z.B. vor allem die Mittagshitze meiden).

Im Falle eines Sonnenbrandes ist das betroffene Pferd dann sofort aus der Sonne zu holen.

Homöopathisch
- **Urtica urens D4**: bei Verbrennungen 1. Grades, Brennen und Juckreiz

Pflanzlich
- **Kamille**: antibakteriell, beruhigend, entzündungshemmend (Achtung:. äußerlich angewendet jedoch auch austrocknend)
- **Klettenwurzel**: blutreinigend
- **Beinwell** (äußerlich): zusammenziehend, entzündungshemmend, wundheilend, schmerzstillend

Fütterung
- Kieselerde/Kieselsäure
- Biotin
- Zink

Äußerliche Anwendungen
- Aloe Vera Gel
- Zink-Lebertran-Salbe
- Heilerdepaste

> *Wann zum Tierarzt oder Tierheilpraktiker?*
> *In schweren Fällen mit Hautnekrose und/oder Wundinfektion.*

Verbrennungen

Unterschieden werden Verbrennungen 1., 2. und 3. Grades. Zu beachten ist, dass bei großflächigen Verbrennungen noch die Gefahr eines Schocks besteht.

1. Symptome

Die Symptome reichen von leichten bis starken Schmerzen mit Schwellung der Haut, Rötung (Erythem) über Blasenbildung bis hin zu Epithelverlust.

2. Ursachen

Als Ursache für Verbrennungen sind zu nennen:
- Offenes Feuer
- Heißes Wasser
- Heißes Metall
- Lösungs- und Reinigungsmittel

- Elektroverbrennungen (Blitz, Strom)

3. Diagnose

Ergibt sich aus der Verbrennung als Ursache.

4. Behandlungsansätze

Je nach Ursache und Schweregrad der Verbrennung ist unbedingt ein Tierarzt zu Rate zu ziehen, vor allem auch wegen der Gefahr eines Schocks.
Lokal werden im betroffenen Bereich grobe Verunreinigungen entfernt, evtl. auch Haare in der Umgebung der Wunde abgeschoren. Salben (am besten wasserlösliche Präparate) oder auch Verbandsmaterial sollte auf jeden Fall luftdurchlässig sein.

Homöopathisch
- **Urtica urens D4:** bei Verbrennungen 1. Grades
- **Apis D4**: bei Schwellungen mit Blasenbildung

Pflanzlich
- **Kamille** (äußerlich) als Umschlag oder auch als Salbenpräparat zur Nachbehandlung, wenn die Wunde nicht mehr offen ist

Fütterung
- Kieselerde/Kieselsäure
- Biotin

Äußerliche Anwendungen
- o Zink-Lebertransalbe
- o Aloe Vera
- o Calendula-Salbe

> *Wann zum Tierarzt oder Tierheilpraktiker?*
> *Bei mittleren bis schweren Verbrennungen und der Gefahr eines Schockzustandes.*

Warzen (Papillome)

Die Papillomatose ist eine chronisch verlaufende Viruserkrankung mit Warzenbildung der Haut und der kutanen Schleimhaut. Die Viruserkrankung zählt hierbei zu den gutartigen. Häufig betroffen sind junge Pferde

1. Symptome

Warzen sind kleine Hautknötchen, die bevorzugt am Maul und den Lippen auftreten. Die Warzen können aber auch an den Ohren oder anderen Körperbereichen auftreten. Treten die Warzen in den Ohren auf, so kann dies zudem zu häufigem Kopfschütteln des betroffenen Pferdes führen. Betroffen sind meist junge Pferde oder Fohlen.

2. Ursachen

Ursache für die Warzen ist das equine Papillomavirus (Familie der Papovaviridae). Meist erfolgt die Infektion über kleine Hautwunden. Eine Empfindlichkeit bzw. Empfänglichkeit für diese Erkrankung ist teils genetisch, teils altersbedingt.

3. Diagnose

Die Papillomatose hat ein typisches Erscheinungsbild. Gegebenenfalls sollte eine Biopsie zur Untersuchung durchgeführt werden.

4. Behandlungsansätze

Wichtig ist zunächst der Aufbau des geschwächten Immunsystems, da es sich um eine Viruserkrankung handelt. Eine Entfernung der Warzen durch den Tierarzt sollte nur dann erfolgen, wenn diese durch ungünstige Lage ein mechanisches Hindernis darstellen. In vielen Fällen heilt die Erkrankung von allein wieder aus (dann oft innerhalb von ca. drei bis vier Monaten). Ist die Krankheit ausgeheilt besteht meist für gewisse Zeit eine Immunität.

Homöopathisch
- **Thuja D6**: als eines der wichtigsten Mittel bei Warzen, Warzen sind oft „fleischig", groß und schnellwachsend
- **Causticum D6:** bei einer Vielzahl harter, hornartiger Warzen, die sich entzünden können
- **Dulcamara D12:** bei weichen, flachen Warzen

Fütterung
- Obstessig

Äußerliche Anwendungen
- **Aloe Vera**: befeuchtend, entzündungshemmend, reizmildernd
- **Rhizinusöl** (äußerlich)
- **Thuja-Tinktur oder –öl**: antiviral, antibakteriell

Wann zum Tierarzt oder Tierheilpraktiker?
Wenn die Warzen durch ungünstige Lage ein mechanisches Hindernis darstellen. Zur Differenzierung eines Tumors.

Merke:
Bei dem Verdacht einer Papillomatose, muss differenzial immer ein Hauttumor ausgeschlossen werden.
Einer der am häufigsten vorkommenden Hauttumore ist das **Equine Sarkoid**. Bei dem Equinen Sarkoid ist ebenfalls ein Papillomavirus der Erreger. In diesem Fall ist es jedoch der bovine Papillomavirus. Sarkoide treten bei Pferden meist in einem Alter zwischen 3 und 7 Jahren auf. Eine Übertragung erfolgt ebenfalls über kleine Hautwunden. Sarkoide werden in verschiedene „Typen aufgeteilt", die sich in Aussehen und Wachstum (Aggressivität) stark unterscheiden können. Es tritt häufig an den Beinen, am Kopf (Augen, Ohren, Nüstern), der Gurtlage und im Intimbereich auf.
Das equines Sarkoid ist dabei nicht nur ein optisches Problem, sondern kann je nach Ausmaß und Lokalisation sogar dazu führen, dass betroffene Pferde nicht mehr „nutzbar" sind.

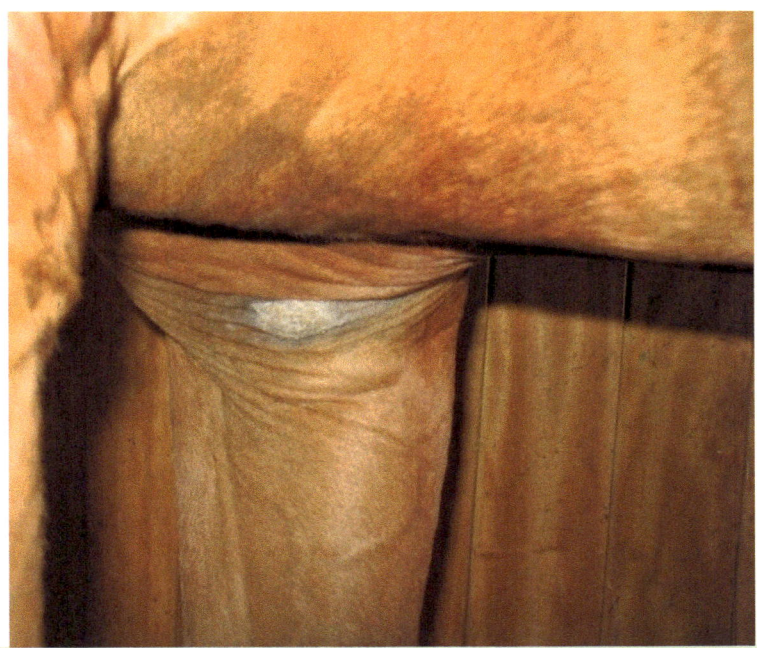
Verrucöses Sarkoid in der Ellbeuge

Eine ähnliche Hauterkrankung ist das **Melanom** (Schimmeltumor). Melanome zählen zu den bösartigen Veränderungen der Haut und Schleimhaut, die von den pigmentbildenden Zellen ausgehen. Die kleinen Knoten können sogar aufbrechen und geschwürig entarten. Melanome wachsen oft recht schnell und neigen auch schon in der frühen Phase zur Bildung von Metastasen.

In beiden Fällen muss die Therapie von einem gut ausgebildeten Tiertherapeuten eingeleitet und begleitet werden.

Einschuss

Beim Einschuss bzw. der Phlegmone sprechen wir von einer Lymphgefäßentzündung. Phlegmone werden fast immer durch Bakterien aus der Familie der Staphylokokken oder, in selteneren Fällen, durch Streptokokken hervorgerufen. Der Einschuss des Pferdes stellt dabei eine Sonderform dar.

Hier handelt es sich um eine sehr rasch verlaufende Form der Phlegmone des Unterhautbindegewebes und der entsprechenden Lymphbahnen. Innerhalb weniger Stunden kann es dabei zu einer hochgradigen Schwellung kommen, die sich fast über die gesamte Gliedmaße ausbreitet.

1. Symptome

Die betroffene Gliedmaße schwillt innerhalb kurzer Zeit entzündlich an. Die Oberflächentemperatur ist erhöht, die Gliedmaße oft schmerzhaft und lahm. Auch das Allgemeinbefinden zeigt sich meist gestört mit Fieber und erhöhter Pulsfrequenz. Es kann zu vermehrtem Schwitzen kommen, sowie einer erhöhten Atemfrequenz.

2. Ursachen

- Stichverletzungen
- Huftritte
- Kleine Verletzungen durch Dornen, Sträucher, Stacheldraht oder kantige Gegenstände auf der Weide oder in der Box

- Mauke
- Infektionen durch unsachgemäße Injektionen

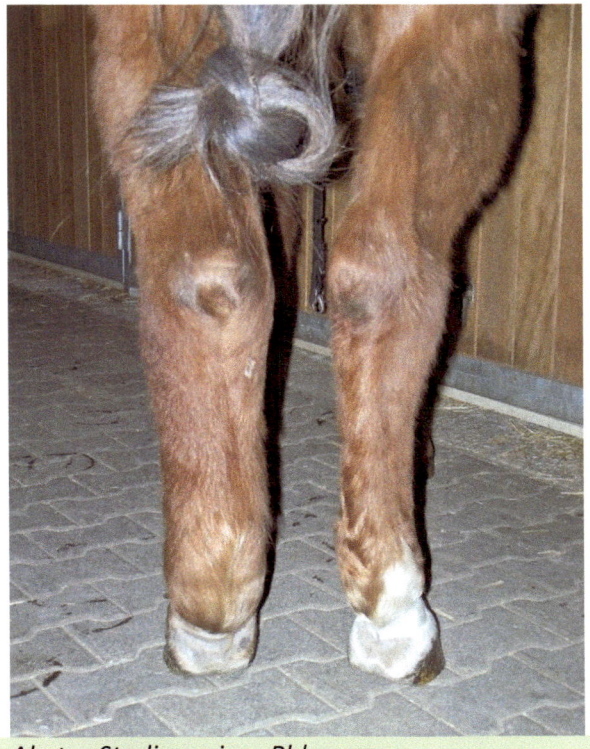
Akutes Stadium einer Phlegmone

3. Diagnose

Das klinische Erscheinungsbild ist ausschlaggebend. Ein Blutbild und bakteriologische Untersuchungen können Sicherheit geben.

4. Behandlungsansätze

Bei der Therapie eines Einschusses steht das Ausschalten der auslösenden Ursache an erster Stelle.

Eine Förderung der Diurese und der Detoxication ist der nächste wichtige Schritt. Dem *Tierarzt* stehen verschiedene lokale und allgemeine Behandlungen zur Auswahl. Vor allem bei schweren Allgemeinstörungen auch eine systemische Antibiotikatherapie, sowie Präparate zur Stimulation der Abwehrkräfte des Körpers. Medikamente, die schmerzstillend und entzündungshemmend wirken, sind z.B. Apirel und Fynadine.

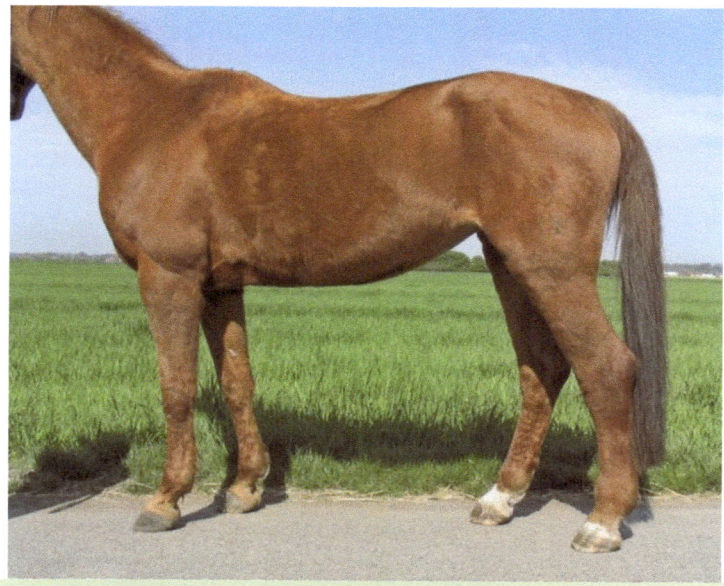

Chronische Phlegmone am linken Hinterbein

Begleitende Maßnahmen können sein:

Homöopathisch
- **Apis mellifica D4**: bei ödematösen Schwellungen der Haut mit Besserung durch kühle Anwendungen
- **Arnica montana D6**: als wichtiges Wundheilmittel und zur Beschleunigung der Heilung
- **Hepar sulfuris D12**: bei eitrigen Entzündungen ausgelöst durch Staphylokokkeninfektionen

Pflanzlich
- **Ackerschachtelhalm**: blutreinigend, entzündungshemmend, harntreibend
- **Brennnessel**: blutreinigend, stoffwechselfördernd

Fütterung
- EMa flüssig oder Bokashi: zum Aufbau der Darmflora nach Antibiotikagabe

Äußerliche Anwendungen
- Angussverbände mit Obstessig oder Arnikatinktur

Wann zum Tierarzt oder Tierheilpraktiker?
Beim Verdacht auf eine Phlegmone sollte immer ein Tierarzt dazu geholt werden.

Satteldruck

Durch Satteldruck wird die Haut und das Gewebe darunter gequetscht bzw. geschädigt.

1. Symptome

In der Sattellage weist die Haut und Unterhaut Druckschäden auf, was zu Veränderungen in diesem Bereich führt, wie z.B. auch Schwellungen oder weiß veränderte Fellfarbe. Nach dem Reiten kann sich ein unterschiedliches, nicht gleichmäßiges Schwitzbild zeigen, was vor allem auf einen nicht passenden Sattel hinweist.
Hat das Pferd durch die Druckstellen massive Schmerzen, so kann sich das beim Anfassen in der Sattellage und beim Satteln mit entsprechenden Abwehrreaktionen bemerkbar machen (z.B. Kopfschlagen, Stampfen, Schweifschlagen, Beißen nach dem Sattel, Treten).

2. Ursachen

- Druckschädigung durch fehlerhafte Sattelbeschaffenheit oder Sattelunterlage
- Fehlerhaftes Satteln
- Dreck unter dem Sattel bzw. der Satteldecke
- Sitzfehler beim Reiten

3. Diagnose

Hautveränderungen, Schwellungen, Quaddeln und weißes „Stichelhaar" in der Sattel- und/oder Gurtlage weisen auf die Problematik hin. Auch wenn es keine sichtbaren Veränderungen gibt, das Pferd aber deutliche Abwehrreaktionen beim Satteln zeigt, sollte dies ein deutliches Alarmsignal sein. Es muss unbedingt eine Untersuchung des Sattelzeugs auf Passgenauigkeit erfolgen. Auch das Vorreiten des Pferdes kann Aufschluss über Ursachen der Druckstellen geben. Bewährt hat sich zudem eine Satteldruckmessung mit dem sogenannten „Impression Pad":

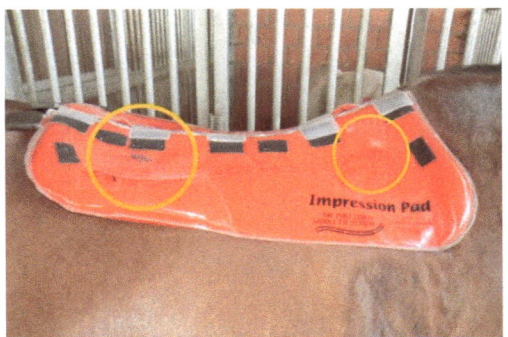 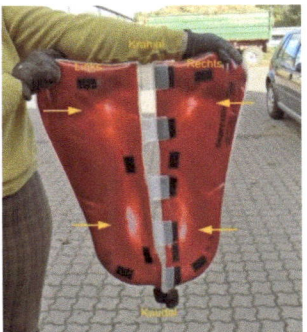

Satteldruckmessung mit dem „Impression Pad"

4. Behandlungsansätze

Das Abstellen der auslösenden Ursache steht selbstverständlich hier an vorderster Stelle. Das bedeutet, der Sattel und die restliche Ausrüstung müssen unbedingt von einem Fachmann überprüft und angepasst werden. Sollte das Problem durch Sitzfehler beim Reiten entstanden sein, so sollte ein entsprechender Reitunterricht mit Sitzschulung für den Reiter erfolgen.

Homöopathisch
- **Arnica montana D6**: bei Quetschungen und Hämatomen

Pflanzlich
- **Ackerschachtelhalm**: blutreinigend, entzündungshemmend, harntreibend
- **Calendula** (auch äußerlich): abschwellend, adstringierend, entzündungshemmend, antibakteriell

Fütterung
- Kieselerde/Kieselsäure

Äußerliche Anwendungen
- Umschläge mit Obstessig-Wasser
- Essigsaure Heilerdepaste
- Kühlende Quarkauflagen

Parasitosen

Sogenannte Ektoparasiten befallen die Haut. Sie können auf und in der Haut vorkommen.
Unterschieden werden solche Parasiten, die ihren Wirt zur Nahrungsaufnahme oder für bestimmte Entwicklungsstadien nutzen, und solche, die ständig auf ihrem Wirt leben.

1. Symptome

Das häufigste und „quälendste" Symptom bei einem Befall mit Ektoparasiten ist meist der Juckreiz, der zum einen durch die Bewegung und zum anderen durch die Stoffwechselprodukte der Parasiten entsteht. Infolge des Juckreizes zeigt sich entsprechend häufiges Kratzen, Benagen oder auch Scheuern. Es kann zu Haarausfall kommen. Haben wir es mit einem extrem starken Befall zu tun, so kann sich dies auch durch ein gestörtes Allgemeinbefinden und Leistungsabfall zeigen. Bei blutsaugenden Parasiten kann es sogar bis zu einer Anämie (Blutarmut) kommen. Je nach Art der Parasiten besteht auch die Gefahr einer Krankheitsübertragung.

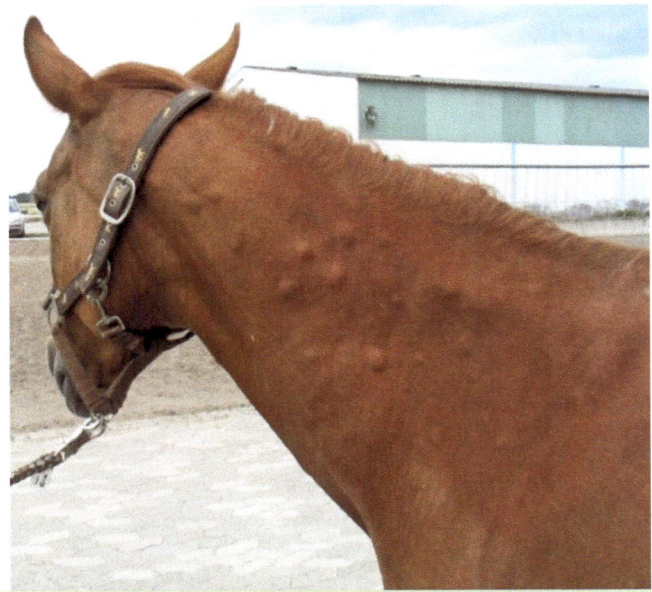

Unzählige Bremsenstiche lösen heftigen Juckreiz aus

2. Ursachen

Parasiten:
- Flöhe
- Läuse (Pedikulose beim Pferd)
- Pferdehaarlinge
- Räudemilben (Psoroptes, Chorioptes, Sarkoptes)
- Grasmilben (Trombikulose)
- Kriebelmücken
- Zecken
- Stechmücken und Bremsen

Begünstigende Faktoren sind zudem:
- Schwaches Immunsystem
- Fütterungsfehler
- Haltungsfehler (vor allem hygienische Mängel)

3. Diagnose

Manche Parasiten sind schon mit den bloßen Augen zu erkennen, andere werden z. B. über ein Hautgeschabsel oder einen Tesafilmabklatsch im Labor diagnostiziert.

4. Behandlungsansätze

Die Parasiten müssen mit speziellen Präparaten auf dem Tier und in dessen Umgebung bekämpft werden. Eine Umgebungsdesinfektion ist besonders bei Flöhen und auch Räudemilben zu beachten. Beim Tierarzt kann man verschiedene Antiparasitika erhalten.

Eine Steigerung der Abwehrkräfte des betroffenen Tieres spielt jedoch auch eine besonders wichtige Rolle.

Hinweis: Viele Parasiten können auch auf den Mensch übergehen (wenn der Mensch teilweise auch nur ein Fehlwirt ist). Deshalb muss sich auch immer der Pferdehalter selbst schützen.

Homöopathisch
- **Arsenicum album D6:** bei Jucken und Brennen der Haut, großer Unruhe
- **Psorinum D6:** bei trockener Haut und Ekzemen
- **Sulfur D6:** zur Sanierung des Hautmilieus, bei Jucken und Brennen der Haut
- **Apis D6:** bei roten, ödematösen Schwellungen, Beschwerden, die einem Bienenstich ähneln

Pflanzlich
- **Knoblauch** (gerne in Form von Pellets): antibakteriell, desinfizierend, krampflösend, sekretionssteigernd
- **Echinacea:** aktivierend, Immunsystem anregend

Fütterung
- Obstessig zum Trinkwasser
- Qualitativ hochwertiges Futter
- Vitamin- und Mineralhaushalt überprüfen und ggf. ausgleichen
- Bierhefe (auch als Vorbeugung gegen Zecken)
- EMa flüssig oder Bokashi zum Futter geben

Äußerliche Anwendungen
- o Umschläge mit Obstessig-Wasser
- o Heilerde

> *Wann zum Tierarzt oder Tierheilpraktiker?*
> *Bei sehr schwerem Befall von Parasiten.*
> *Bei Befall mit Räudemilben, vor allem bei Sarkoptesmilben (da diese sehr aggressiv und schwer zu behandeln sind).*

Hautpilz

Als Hautpilz wird ein auf der Haut von Tieren wachsender Pilz bezeichnet, der den Dermatophyten, Hefen oder auch Schimmelpilzen angehört, sowie die damit verbundene Krankheit, die sogenannte Dermatomykose. Zu den häufigsten Arten der Hautpilzinfektion zählen die Mikrosporie und die Trichophytie.

1. Symptome

Meist lassen sich runde kleine bis handgroße, haarlose Veränderungen beobachten, die manchmal schuppig weißliche Beläge aufweisen. Im Zentrum der haarlosen Stellen wachsen die Haare oft schon wieder nach. Die Haut kann gerötet sein und leicht bis stark jucken.
Der Microsporum befällt bevorzugt Geschirr- und Sattellage. Durch den heftigen Juckreiz entstehen meist große kahle Stellen, die durch Scheuern entstehen.

Der Trychophyton dagegen befällt vor allem Kopf und Hals, den Ansatz des Schweifes und die Beine. Er kennzeichnet sich außerdem durch relativ kleine und runde Flecken.

2. Ursachen

- Fadenpilze (Trichophyton spp., Microsporum spp.)
- Übertragung durch direkten und indirekten Kontakt
- Allgemeine Resistenzschwäche
- Haltungsfehler (vor allem hygienische Mängel)
- Fütterungsfehler
- Auftreten als Sekundärinfektion, z. B. bei chronischen Hauterkrankungen
- nach Antibiotika-Einnahme

3. Diagnose

Durch die Symptomatik lässt sich meist nur der Verdacht äußern. Labordiagnose mit Haaren der betroffenen Stellen gibt dann genauen Aufschluss. Eventuell auch Diagnosestellung mit Woodscher Lampe (ultraviolettes Licht).

4. Behandlungsansätze

Haltungs- und Fütterungsbedingungen müssen auf jeden Fall überprüft und gegebenenfalls verbessert werden. Gleichzeitig mit einer lokalen Behandlung, muss eine Verbesserung des Immunsystems angestrebt werden. Strikte Hygiene während der gesamten Behandlungszeit ist unerlässlich. Dabei sollte auch die Umgebungsdesinfektion nicht vergessen werden.

Hinweis: Hautpilz kann auch auf den Mensch übergehen. Deshalb muss sich auch immer der Pferdehalter selbst schützen.

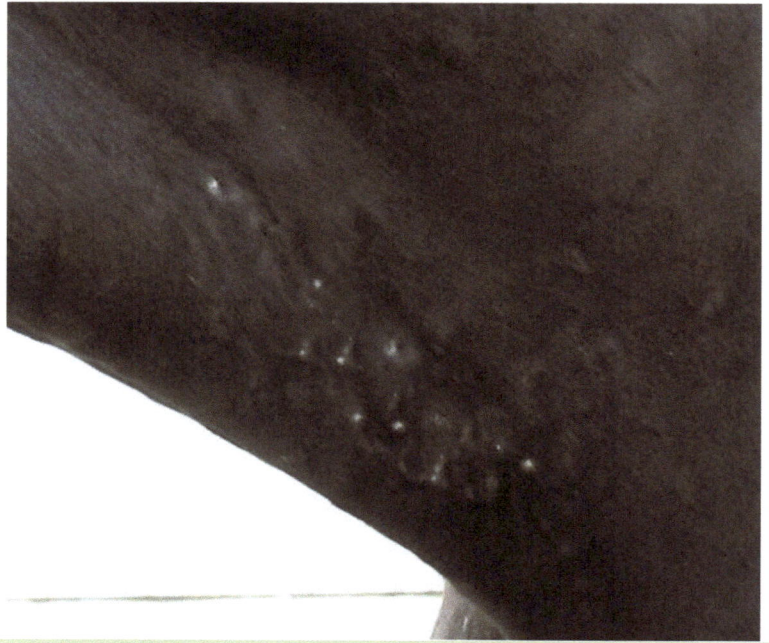

Runde, kleine, weißliche Hautveränderungen können ein Hinweis auf einen Hautpilz sein

Homöopathisch
- **Sulfur D6**: bei juckenden Hautausschlägen, trockener Haut
- **Sepia D8**: bei Pilzerkrankungen, chronischen Hautausschlägen
- **Echinacea D4**: zur Steigerung der körpereigenen Abwehr

- Nosodentherapie mit **Mikrosporie-Nosode D30** oder **Trichophytie-Nosode D30**

Pflanzlich
- **Echinacea**: aktivierend, Immunsystem anregend
- **Zinnkraut**: zusammenziehend, gewebefestigend, harntreibend
- **Calendula** (auch äußerlich): wundheilend, entzündungshemmend, antiseptisch

Fütterung
- Qualitativ hochwertiges Futter
- Fermentgetreide/Brottrunk
- EM – Bokashi
- Obstessig zum Trinkwasser
- Leinöl

Äußerliche Anwendungen
- Verdünntes Teebaumöl
- Ozonisiertes Olivenöl
- Waschungen mit Obstessig-Wasser
- Propolis
- EMa: flüssige Lösung, gerne als „Hautspray"

Wann zum Tierarzt oder Tierheilpraktiker?
Bei länger anhaltendem und/oder sehr schwerem Befall von Hautpilz.

Wunden und Verletzungen

Als Wunde bezeichnet man die Trennung des Gewebszusammenhangs an äußeren oder inneren Körperoberflächen, mit oder ohne Gewebsverlust.

1. Symptome

a) Hautwunden

Hautwunden bluten meist nur wenig und kommen an Kopf, dem Rumpf oder den Beinen vor. Im Normalfall verlaufen sie ohne Schwellungen.

b) Schürfwunden

Schürfwunden sind meist flächige Verletzungen die vor allem an Hüfthöckern, Kopf, Knie- oder Ellbogengelenk, Sprung- oder Vorderfußwurzelgelenk vorkommen. Die Oberfläche der Haut ist abgeschabt und tiefere Wunden können auch stark bluten.

2. Ursachen

- Stoß
- Tritte
- Bisse
- Hängenbleiben
- Sturz auf hartem Untergrund
- Vorbeischrammen an festen Gegenständen
- Und Ähnliches

Eine Sonderstellung nehmen noch

    c) *tiefe Wunden*

ein, da diese oft durch einen Tierarzt behandlungsbedürftig sind.

Bei tiefen Wunden sickert, tropft oder spritzt das Blut. Manchmal sind es auch klaffende Wunden, die auch in Gelenknähe vorkommen können.
Wichtig ist zu unterscheiden, ob das Blut eher langsam sickert und dunkelrot ist (es handelt sich um eine verletzte Vene) oder ob das Blut hellrot und stoßweise aus der Wunde spritzt (Achtung: Arterie ist verletzt).

2. Ursachen

- Unfälle
- Stürze
- Verletzungen durch Zäune oder Draht, etc.

3. Behandlungsansätze

Wenn die Wunde nicht genäht werden muss, kann sie zunächst mit sauberem Wasser oder isotonischer Kochsalzlösung gereinigt werden. Der Handel hat auch verschiedene Haut- und Wunddesinfektionsmittel im freien Verkauf.

Homöopathisch
- **Arnica D6:** bei Verletzungen, Verstauchungen, Quetschungen und Blutungen
- **Ledum D6:** bei Stich- oder Bisswunden
- **Calendula D12:** bei allen Arten von Verletzungen, Risswunden, Wundheilungsstörungen
- **Hypericum D6:** bei frischen Verletzungen mit Nervenschädigung, Quetschungen, Stichwunden

Fütterung
- Zink
- Kieselerde/Kieselsäure

Äußerliche Anwendungen
- Zink- oder Zink-Lebertransalbe
- EMa: flüssige Lösung, gerne als „Hautspray"
- Kamille: wundheilend, entzündungshemmend, antiseptisch
- Calendula: wundheilend, entzündungshemmend, antiseptisch
- Beinwellsalbe: blutstillend, gewebebildend, wundheilend

Wann zum Tierarzt oder Tierheilpraktiker?
Bei schweren, tiefen Verletzungen und starken Blutungen. Wenn eine Wunde genäht werden muss. Wenn sich die Wunde infiziert hat.

Strahlfäule

Eine Strahlfäule beim Pferd ist eine Huferkrankung. Da der Huf aber zu den Hautanhangsgebilden zählt, soll auch diese Problematik hier besprochen werden. Bei der Strahlfäul zerstören bzw. zersetzen Fäulnis-Bakterien den Strahl des Hufs. Der Strahl ist auf der Sohle des Pferdes erkennbar:

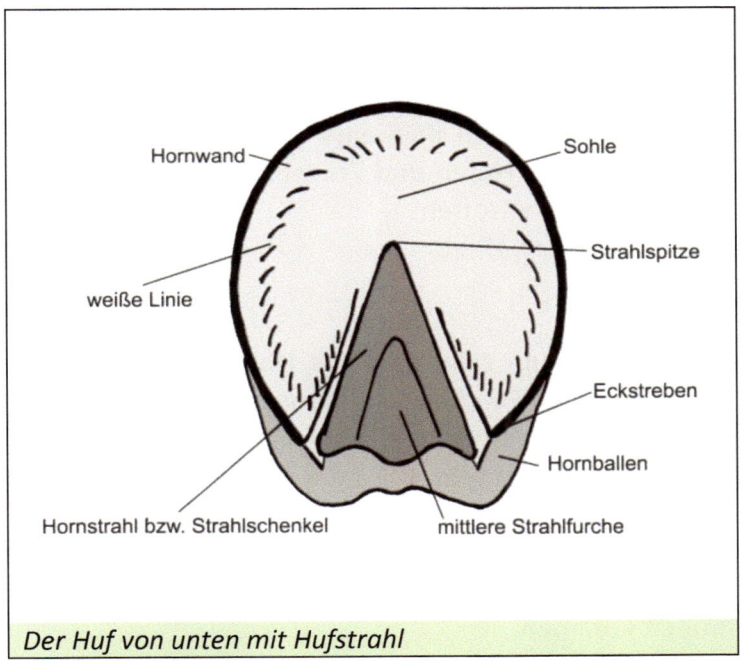

Der Huf von unten mit Hufstrahl

1. Symptome

Meist fällt bei der Reinigung des Hufs auf, dass die Strahlfurche tiefer ist als gewöhnlich. Zudem kann ein braunes oder schwarzes, stinkendes Sekret auftreten, das durch die

Zersetzungsprozesse entsteht. Das Horn des Strahls kann dadurch auch weicher werden.

2. Ursachen

Als Ursache für eine Strahlfäule sind in erster Linie hygienische Faktoren zu nennen. Pferde, die lange in verschmutzter Einstreu (Kot, Urin) stehen müssen oder generell unhygienischem Boden ausgesetzt sind, vor allem wenn Nässe hinzukommt, sind gefährdet. Wenn der Huf dazu noch schlecht gepflegt wird oder der Strahl zu stark zurückgeschnitten wurde, kann dies eine Strahlfäule begünstigen. Pferde mit steilen Hufen und Trachtenzwang scheinen insgesamt häufiger betroffen.

3. Diagnose

Bei der Strahlfäule zeigt sich das Horn zerklüftet und es finden sich in den Furchen schmierige und stinkende, meist braun-schwarze Sekrete. Bei Druck kann der Huf im Strahlbereich schmerzhaft sein. Wird die Erkrankung zu spät entdeckt oder nicht behandelt, kann die bakterielle Entzündung sich bis auf die Lederhaut ausweiten und diese infizieren. Im weiteren Verlauf kann es so auch zu einer akuten Lahmheit kommen.

4. Behandlungsansätze

Eine Verbesserung der hygienischen Bedingungen, wenn diese ursächlich sind, muss auf jeden Fall stattfinden. Des Weiteren werden erkrankte Bereiche des Strahls abgetragen, gesäubert und gut desinfiziert (z.B. mit Jodtinktur, Wasserstoffperoxid 3 %). Wichtig ist auch, dass erkrankte Hufe trocken gehalten werden. Ist die Lederhaut infiziert, stellt dies eine Komplikation dar, die auf jeden Fall in die Behandlung mit einbezogen werden muss. Begünstigen Fehlstellungen des Hufes die Erkrankung, sollte dies durch den Schmied soweit wie möglich korrigiert werden. Ansonsten entfernt der Schmied das infizierte Horn so gut es geht.

Homöopathisch
- **Kreosotum D8**: tiefgreifende Entzündungen, eitriges Sekret
- **Mercurius solubilis D12**: bei Problemen des Stütz- und Bewegungsapparates, Neigung zu Eiterung; alle Sekrete sind scharf
- **Silicea D6**: Bei Wachstumsstörungen von Haar und Horn, Neigung zu Eiterungen

Fütterung
- Biotin
- Zink

Äußerliche Anwendungen
- Bäder mit Eichenrinde oder Weidenrinde
- Wattetamponade mit EMa flüssig
- Obstessig

Wann zum Tierarzt oder Tierheilpraktiker?
Bei starker Strahlfäule und vor allem auch, wenn die Lederhaut infiziert ist.

13. Die Haut als Spiegel der Seele

Eine artgerechte Haltung und ein artgerechter Umgang sind die Grundbausteine für ein gesundes Pferdeleben und so ist es für den Mensch als Pferdehalter unumgänglich, die natürlichen Bedürfnisse dieser Tiere genau zu kennen.
Darüber informiert zu sein, ist deshalb die Pflicht eines jeden, der die Verantwortung für diese wundervollen Tiere übernehmen möchte.

Pferde verbringen den größten Teil des Tages unter natürlichen Bedingungen mit Fressen und Stehen (im Wachzustand oder auch im Dösen). Die langsame Fortbewegung zur Nahrungsaufnahme nimmt etwa zwei Drittel eines Tages ein.

Alleine diese Fakten zeigen schon einige Konsequenzen für den Umgang und die Haltung mit unseren Pferden auf. Eine große Abweichung der einzelnen Aktivitäten der Pferde im Verhältnis zu ihrem natürlichen Tagesablauf führt meist zu mangelnder Bedürfnisbefriedigung und ist zum Beispiel auch die Hauptursache von Verhaltensstörungen.

Wir müssen bedenken, dass das Pferd ursprünglich ein Tier der Steppe war und dementsprechend von Natur aus gut mit großen Temperaturschwankungen zurechtkommen musste und so eine hervorragende Thermoregulation entwickelte.
Die ständige Frischluft erhielt die Lungen gesund. Genauso wie das Pferd mit bis zu 16 Stunden Schritt am Tag ständig

in Bewegung war und so seine Gelenke, Muskulatur, Sehnen und Bänder stärkte.
Es hatte immer die Möglichkeit unterschiedliches und vor allem rohfaserreiches Futter vom Boden aufzunehmen, was eine gute Verdauung, eine gestärkte Rückenmuskulatur und dauernde Beschäftigung garantierte.

Heute stehen die meisten Pferde in einem Stall und müssen oft auf die natürlichen Gegebenheiten verzichten, die das eigene Immunsystem stabil und stark machen.
Deshalb sollten wir einige Punkte bei der Pferdehaltung unbedingt beachten:

- Gutes Stallklima bzw. gute Luftqualität durch Frischluftzufuhr (jedoch keine Zugluft)
- Eine möglichst staubfreie Umgebung
- Viel Sonnenlicht
- Akustik (auch Pferde brauchen [natürliche] Geräusche)
- Viel Bewegung (in Form von Arbeit unter dem Sattel, Bodenarbeit, Weidegang und Ähnlichem)
- Sozialkontakt mit Artgenossen
- Artgerechte und gesunde Fütterung

Alleine durch mangelnde Bewegung oder falsche Fütterung entstehen für das Pferd oft ungeahnte Probleme:

- Erkrankungen der Sehnen und Gelenke
- Atemwegserkrankungen
- Herz- Kreislauferkrankungen
- Verdauungsstörungen

- Hauterkrankungen
- Allergien

Leider kommt es immer noch viel zu oft vor, dass unsere Pferde in zu kleinen und dunklen Boxen gehalten werden. Unsachgemäßes Matratzenstreu und fehlender Weidegang sowie falsche Fütterung vor allem durch zu viel Kraftfutter und zu wenig Raufutter lassen diese wundervollen Tiere krank werden.

Und die Ursachen für die darauf folgenden Erkrankungen sind nicht nur körperlichen Ursprungs, sondern werden oft auch durch eine „erkrankte Seele" ausgelöst.

Genauso wie Pferde allgemein ein eigenes Verhaltensmuster gegenüber anderen Tierarten haben, muss auch jedes einzelne Pferd als eigenes Individuum mit wiederum eigenen Verhaltensmustern gesehen werden.

Bestimmte Eigenschaften im Verhalten des Pferdes wie zum Beispiel Angst, Freude, Trauer, Aggression können von uns nur subjektiv beurteilt werden. Deshalb sollte der Mensch versuchen, aus dem Verhalten, der Situation und der Umwelt und den daraus resultierenden Folgen, eine gewisse Beurteilung des Befindens des Tieres zu erarbeiten.

Vor allem um zu beurteilen, ob eine Erkrankung auch auf ein gestörtes Allgemeinbefinden und psychische Ursachen zurückzuführen sind, sollte deshalb Folgendes untersucht werden:

- klinische Befunde
- Haltungsformen des Tieres
- Gegebenheiten aus der Ethologie
- Umgang der Bezugspersonen mit dem Tier

Wenn wir hier immer wieder auf Diskrepanzen zwischen Bedürfnis des Pferdes und Bedürfniserfüllung von Seiten des Tierhalters stoßen, können wir durchaus davon ausgehen, dass sich auch psychische Probleme in Form von sichtbaren Krankheiten, wie zum Beispiel die der Haut, manifestieren.

Manchmal ist es vielleicht „nur" die Langeweile, die ein Pferd dazu bringt, sich zu scheuern:

Ein Tier, das unter natürlichen Bedingungen die meiste Zeit damit verbringt sich fortzubewegen und nach Nahrung zu suchen, kann also durchaus ein Problem damit haben, 24 Stunden am Tag in der Box (im schlimmsten Fall dabei noch auf Spänen und bei einer ungenügenden Menge an Raufutter) zu stehen und nur einmal am Tag für eine Stunde zum Reiten herausgeholt zu werden.

Auch der Verzicht auf den so wichtigen Körperkontakt mit Artgenossen, kann dem Herdentier Pferd stark zusetzen. Wer nicht von seinem Freund liebevoll geputzt und beknabbert wird, muss sich vielleicht selbst den Hals an der Boxenwand scheuern.

Manchmal sind es aber auch ganz einfach bestimmte Wesensmerkmale eines Tieres, die beim Umgang nicht entsprechend berücksichtigt werden und so das Tier in innere Konflikte bringt.

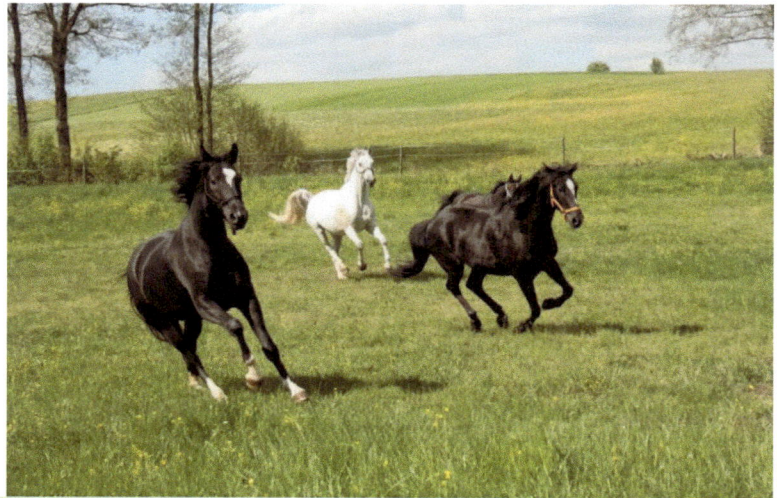

Pferde haben ihrer Art entsprechende Bedürfnisse, die wir Ihnen als Haustier erfüllen müssen

Neben einer gründlichen Überprüfung von Haltung, Fütterung und Umgang mit dem Tier gibt es auch in der Naturheilkunde Möglichkeiten, die Seele des Pferdes wieder ins Gleichgewicht zu bringen.

Bachblüten

Die sogenannte Bachblütentherapie soll direkt auf das Gemüt des Pferdepatienten wirken und dabei negative Gemütssymptome auflösen.

Ihren Namen haben die Bachblüten von dem englischen Arzt Dr. Edward Bach, der den Grundsatz hatte, dass der Mensch (und natürlich auch jedes Tier) von Natur aus glücklich, gesund und zufrieden ist, solange er in Verbindung mit seiner Seele ist.

Wird durch bestimmte Lebensumstände und auch durch die Umwelt diese Verbindung verändert/gestört, kommt es zu den schon erwähnten negativen Gemütszuständen.

Die Bachblütenessenzen werden dabei aus Blüten von speziellen und ausgesuchten (wildwachsenden) Blumen, Bäumen oder Sträuchern hergestellt und ähnlich wie in der Homöopathie aufbereitet. Jede Blüte steht für bestimmte (negative) Gemütszustände und kann diese wieder harmonisieren. Ihre Wirkung geht dabei in erster Linie speziell auf die Psyche.

Eingesetzt werden die Bachblüten

- zur Begleittherapie bei Notfällen,
- zur Vorbeugung gegen Krankheiten,
- bei chronischen Beschwerden,
- bei akuten seelischen Belastungen,
- zur Stützung und Stärkung der inneren Harmonie, und des allgemeinen Befindens.

Insgesamt gibt es 38 Bachblütenkonzentrate, und man kann sie in der Apotheke (rezeptfrei) erhalten. Mischungen können so entweder von Ihnen selbst oder aber auch in der Apotheke zubereitet werden.

Für die eigene Zubereitung benötigt man Folgendes:

- o 1 Glasfläschchen zu 10 ml mit Pipette
- o Stilles Wasser
- o Evtl. zusätzliches Zufügen von etwas Alkohol zur Konservierung
- o Jeweils 1–2 Tropfen des Bachblütenkonzentrats, das verwendet werden soll

Insgesamt sollten möglichst nicht mehr als 5 oder 6 „Blüten" kombiniert werden. Verabreicht werden können dem Pferd täglich 4 x 10 Tropfen.

Wie schon erwähnt, gibt es insgesamt also 38 spezielle Bachblütenkonzentrate. Einige unter Ihnen stehen dabei auch in direkter Verbindung mit Problemen der Haut. Diese wollen wir hier nun einmal näher betrachten:

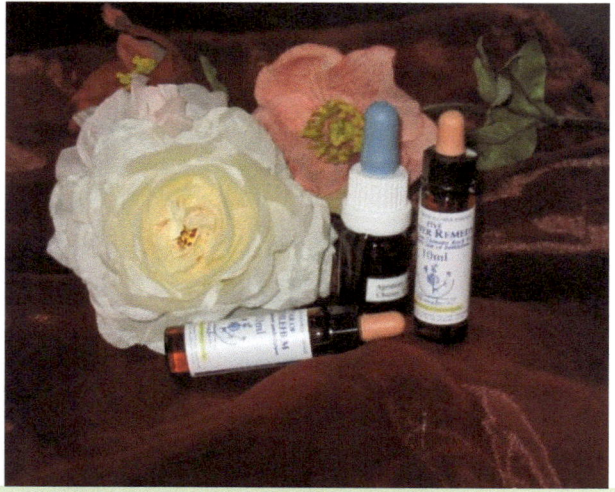

Einnahmefertige Bachblüten-Tropfen

HONEYSUCKLE
- Wunden und Verletzungen, die nicht heilen wollen

- Hauptgemütssymptome: „Fahrigkeit"; wirkt desinteressiert; Vergangenes scheint noch im Gedächtnis zu sein und kann nicht vergessen werden

WHITE CHESTNUT
- Allergien

- Hauptgemütssymptome: Unruhe; Unausgeglichenheit; Anspannung

AGRIMONY
- Hautirritationen, Abszesse und Furunkel

- Hauptgemütssymptome: Innere Unruhe, aber nach außen hin scheint alles in Ordnung

CENTAURY
- Zur Entschlackung

- Hauptgemütssymptome: starke Zurückhaltung; sehr brav; Willensschwach; übereifrig und lernbegierig

HOLLY
- Akute Allergieschübe, z.B. Urticaria

- Hauptgemütssymptome: schnell wütend; eifersüchtig und neidisch

BEECH
- Zusatztherapie bei Allergien
- Hauptgemütssymptome: aggressiv, auch gegenüber Artgenossen; Intolerant

CHICORY
- Bei Stoffwechselstörungen, zur Entschlackung
- Hauptgemütssymptome: selbstbezogen; dominant; will meistens im Mittelpunkt stehen

CRAB APPLE
- Allergien; Parasitenbefall; Ekzem
- Hauptgemütssymptome: hat großes Reinigungsbedürfnis; kratzt oder leckt sich viel

GORSE
- Schlecht heilende Wunden
- Hauptgemütssymptome: wirkt müde und resigniert; lässt sich nur sehr schwer motivieren

IMPATIENS
- Ekzeme
- Hauptgemütssymptome: ungeduldig; schnell reizbar; will ständige Beschäftigung

SCLERANTUS
- Schlecht heilende Wunden

- Hauptgemütssymptome: wirkt unausgeglichen; schwankt in seinen Stimmungen sehr stark

STAR OF BETHLEHEM
- Allergien

- Hauptgemütssymptome: körperlicher oder seelischer Schock wird nicht verkraftet (egal wie lange das Ereignis zurückliegt)

WILD OAT
- Schlecht heilende Wunden

- Hauptgemütssymptome: wirkt unzufrieden; wenig Ausdauer; Interesse an Dingen oder Aufgaben wird schnell verloren

Was in einem umfangreichen Behandlungsfall berücksichtigt werden sollte, ist natürlich das gesamte Bachblütenbild unter Einbeziehung aller Gemütszustände und Charaktereigenschaften, die das Tier haben kann.

Eine besondere Form der Bachblüten stellen die Rescue-Tropfen (Notfalltropfen) dar.
Sie bestehen aus fünf ausgewählten Blüten (Cherry Plum, Clematis, Impatiens, Rock Rose, Star of Bethlehem) und werden vor allem bei Schockzuständen eingesetzt. Bei un-

serem Thema wäre zum Beispiel auch ein allergischer Schock ein Fall für die Begleitung mit Notfalltropfen.

Diese spezielle Rescue-Mischung gibt es auch in Form einer Creme und kommt bei Hautproblemen aller Art zum Einsatz wie beispielsweise bei kleinen Brandwunden, Schürfwunden, Rötungen und Entzündungen sowie bei Stichen, Parasitenbefall oder auch Ekzemen.

Merke:
Hauterkrankungen bei Pferden bedürfen also immer einer ausführlichen Diagnose. Eine ganzheitliche Betrachtung des Pferdeorganismus mit körperlichen, aber auch psychischen Faktoren ist unabdingbar.

Dabei dürfen dann eben nicht nur die Symptome bekämpft, sondern es muss auch die Ursache behoben werden. Der Körper des Pferdes ist ein komplett vernetztes System, bei dem ein Zahnrad in das Andere greift. Funktioniert ein Baustein nicht, kann das ganze System ins Stocken geraten.

Lexikon

a) Futterergänzungsmittel

BIERHEFE

Bierhefe ist ein Naturprodukt mit dem höchsten Gehalt an Vitamin B1 und ist außerdem Quelle für alle weiteren wichtigen B-Vitamine. Eine Bierhefezelle besteht zu ca. 40 Prozent aus Eiweiß und dessen Bestandteilen, den essentiellen Aminosäuren. Bierhefe enthält jedoch nicht nur wichtige Nährstoffe, die der Organismus bei körperlicher und nervlicher Belastung braucht, sondern stellt auch eine Unterstützung für intakte Haut, schönes Fell und gesundes Horn dar.

BIOTIN

Biotin ist eigentlich das Vitamin H und hat eine wichtige Funktion im Stoffwechsel. So ist es an der Umwandlung von Nahrungsenergie in Körperenergie beteiligt.
Präparate und Zusätze mit Biotin wirken bei Problemen mit der Haut und den Haaren. Sie stimulieren die hornbildenden Zellen und verbessern somit indirekt auch Wachstum und Qualität der Hufe.

FERMENTGETREIDE

Fermentgetreide ist ein milchsäurehaltiges Produkt, das aus fermentiertem Vollkornbrot hergestellt wird. Es enthält viele Mineralien, Vitamine und Spurenelemente aus dem

Getreidekorn, genauso wie wichtige Enzyme und bioaktive Fermente.
Spezielle Milchsäurebakterien stärken und schützen die Darmflora und hemmen gleichzeitig pathogene Keime. Das Immunsystem wird gesteigert und gleichzeitig die Struktur der Haut und des Fells verbessert. Außerdem wird das für die Gesundheit wichtige Säure-Basen-Gleichgewicht wieder hergestellt.

JOGHURT

Im Joghurt sind sehr wichtige Bakterien, die das Verdauungs- und damit auch das gesamte Immunsystem positiv beeinflussen. Wichtig sind dabei die Lebendkulturen, die im Joghurt vorhanden sein müssen. Pur, mit Obst, Honig und auch einfach zum gewohnten Futter zugegeben sorgen die Milchsäurebakterien für eine intakte Darmflora. Ein Pferd darf täglich ca. 2 x 200 g Joghurt zugefüttert bekommen. Ein intakter Darm sorgt gleichzeitig auch für eine gesunde Haut.

LEINÖL

Pflanzenöle enthalten mehrfach ungesättigte Fettsäuren und steigern vor allem die Leistungsfähigkeit. Sie haben einen besonders hohen Gehalt an den Vitaminen A, E und B und können deshalb auch bei ernährungsbedingten Mangelerkrankungen eingesetzt werden.
Leinöl erhöht die Vitalität, Haut- und Fellprobleme werden positiv unterstützt und die Muskulatur gestärkt. Beachten sollte man aber, dass Öle in zu großen Mengen von Pferden

nicht verdaut werden können. Deshalb immer richtig dosieren.

OBSTESSIG

Die besondere Wirkung des Apfelessigs kommt durch das Zusammenwirken von über 30 wichtigen Körpernährstoffen zustande. Apfelessig enthält die Vitamine A, E, C und B, viele Mineralien und Spurenelemente.
Innerlich wie äußerlich hat er eine antibakterielle und keimtötende Wirkung. Pferde, die Apfelessig zugefüttert bekommen, sind somit auch im Allgemeinen widerstandsfähiger gegen Infekte aller Art, und auch das Verdauungssystem wird durch ihn reguliert.

KIESELERDE

Auch Kieselsäure oder Silicea genannt ist an der Entstehung der Eiweißsubstanz Kollagen beteiligt, und das wiederum wird zur Bildung von Knorpel, Sehnen, Bindegewebe, und Knochen gebraucht. Für Elastizität und Festigkeit wird Kieselerde auch von Haaren und Horn benötigt. Das Immunsystem wird gestärkt und die Blutgefäße elastisch gehalten. Nach Verletzungen der Haut verbessert Kieselerde den Heilungsprozess. Die Haut wird straff und elastisch.

ZINK

Zink ist ein Mineral, das freie Radikale unschädlich macht. Es fördert Wachstum und reguliert außerdem die Insulinproduktion.

Präparate mit Zink haben meist ein sehr breites Wirkungsspektrum.
Zum Beispiel aktiviert Zink das Immunsystem und kann deshalb bei Infektionskrankheiten wie Erkältungen Schutz bieten und den Heilungsprozess ankurbeln. Es wirkt antiviral und ausleitend bei Belastungen mit Schwermetallen wie Blei, Quecksilber, Cadmium und Zink.

Im Zusammenhang mit unserem Thema Haut spielt es außerdem eine wichtige Rolle bei der Zellteilung und der Bildung von neuen Körpereiweißen, was somit die Wundheilung fördert.
Präparate mit Zink stimulieren bis zu 300 Enzyme des Körpers, die vor Hautalterung schützen und bei diversen Hautkrankheiten helfen.

EFFEKTIVE MIKORORGANISMEN (EM)

Effektive-Mikroorganismen-Urlösung ist ein flüssiges Multi-Mikroben-Präparat und ein Hilfsmittel zur Verlebendigung des Bodens.
Es handelt sich um eine Mischkultur von nützlichen, effektiven, für Mensch, Tier, Pflanze und Umwelt völlig unschädlichen Mikroorganismen, die sich weltweit in natürlicher Umgebung nachweisen lassen.

b) Salben, Cremes, Öle etc.

ALOE VERA

Aloe Vera beinhaltet viele wichtige Inhaltsstoffe wie Vitamine, Mineralien, Schleim- und Bitterstoffe sowie Aminosäuren und hat eine regenerierende Eigenschaft auf die Haut.

Der Saft der Aloe wird vor allem zu Gel, Salben und Ölen verarbeitet. Durch ihre schmerzlindernde, abschwellende und heilende Eigenschaft wird sie vor allem bei der Wundbehandlung und zur Narbenpflege eingesetzt.

BEINWELL

Beinwell gibt es zum äußerlichen Gebrauch meist in Form von Salben, Pasten und Ölen. Seine nützlichen Inhaltsstoffe sind vor allem Gerbstoffe, ätherische Öle, Alkaloide, Allantoin und Schleimstoffe.

Er wirkt damit entzündungshemmend, wundheilend, reizlindernd, antibakteriell und fördert außerdem die Narbenbildung.

Da durch den Beinwell die Zellteilung angeregt wird, kann durch ihn verletztes Gewebe schnell regenerieren.

CALENDULA-SALBE

Die Ringelblumensalbe enthält wertvolle ätherische Öle, Saponine, Flavonoide und Carotinoide, die alle sehr nützlich für die Wundheilung sind. Außerdem wirkt sie auch gegen Pilze und Keime und hat eine entzündungshemmende Wirkung.

HEILERDE

Heilerden sind schon aus sehr alten Zeiten bekannt. Teils können sie oral eingenommen überschießende Magensäure dämmen und auch Giftstoffe aus dem Körper ausleiten. Teils, wie bei unseren Pferden angewandt, entfalten sie ihre Wirkung in Form von Packungen und Umschlägen. Hier kann Heilerde nässende Ekzeme zum Abheilen bringen, was gerade bei Mauke häufig Erfolge bringt. Aber auch bei Schwellungen jeglicher Genese kommt sie zum Einsatz.

Heilerde besteht aus naturreinem Löß und enthält zahlreiche Mineralien und Spurenelemente.

JOHANNISKRAUTÖL

Johanniskrautöl hat wundheilende, entzündungshemmende und adstringierende Wirkung. So fördert es zum Beispiel (verdünnt) auf Wunden oder auch Insektenstiche aufgetragen deren Heilung. Dieses Öl hat sich vor allem aber gegen Juckreiz besonders bewährt. Vorsicht ist nur bei sonnenempfindlichen Tieren geboten, da das Öl unter Sonneneinstrahlung wiederum Hautirritationen auslösen kann.

OZONISIERTES OLIVENÖL

In der Naturheilkunde ist Olivenöl wegen seiner schmerzlindernden und kühlenden Wirkung bekannt. Es hat sich schon bei vielen kleineren und größeren Problemen bewährt, wie etwa bei kleinen Hautverletzungen, Brandwunden, Insektenstichen etc. Auch bei schlecht heilenden Wunden kommt es zum Einsatz. Die Wirkung wird verstärkt, wenn es mit Ozon angereichert wird. Die wertvollen Wirkstoffe eines qualitativ hochwertigen Olivenöls ergänzen sich sinnvoll mit der Wirkung von Ozon und ergeben dabei ein besonderes Naturheil- und Pflegemittel. Ozon (O3) ist ein keimabtötendes Mittel, das sowohl Bakterien als auch Pilze in ihrer Vermehrung hemmen kann und in geringerem Maße auch Viren schädigt. Auch Parasiten auf der Haut oder im Gehörgang können von ozonisiertem Olivenöl abgetötet werden.

Beim Zerfall von Ozon entsteht zudem reiner Sauerstoff, der den Stoffwechsel gesunder oder sich regenerierender Zellen positiv unterstützt.

TEEBAUMÖL

Das Öl des Teebaums hat eine stark antiseptische Wirkung hilft so gegen Pilze, Viren und Bakterien.

Bei Hautproblemen hat es deshalb einen hohen Stellenwert. Eingesetzt werden kann es bei Ekzemen, Hautpilz, Entzündungen und auch Strahlfäule.

Teebaumöl gibt es mittlerweile auch in diversen Fertigprodukten wie Salbe, Waschlotion etc.
Reines Teebaumöl sollte allerdings immer etwas verdünnt werden, bevor es zum Einsatz kommt (d.h. ein paar Tropfen in Wasser). Gerade beim Auftragen auf kleine Wunden sollte man das Öl verdünnen, da es sonst stark brennen kann.

ZINK- bzw. ZINK-LEBERTRAN-SALBE

Schon seit langem weiß man, dass Zink eine wichtige Rolle bei der Wundheilung spielt.

Es hemmt das Wachstum von Bakterien und kann so Entzündungen vorbeugen. Risswunden, Hautabschürfungen, leichte Verbrennungen oder Verätzungen oder offene Ekzeme erfordern häufig eine abdeckende Salbe, die gleichzeitig austrocknend und kühlend wirkt.
Auch bei Mauke hat sich Zink- und Zink-Lebertran-Salbe schon häufig bewährt.

Die Autorin

Als ausgebildete und geprüfte Tierheilpraktikerin und Tierphysiotherapeutin hat Carolin Caprano zusätzlich ein Fernstudium „Werbegrafik und Design" absolviert, sowie einige Semester Germanistik an der TU-Darmstadt studiert.

Acht Jahre lang hat sie eine eigene Tierheilpraxis geführt, betreut als Fernlehrerin angehende Tierheilpraktiker und Tierpsychologen bei der Studiengemeinschaft Darmstadt und illustriert regelmäßig Fachliteratur (hauptsächlich zu naturheilkundlichen und medizinischen Themen).

Als Autorin hat Carolin Caprano schon viele Bücher und Kursunterlagen für verschiedene Verlage veröffentlicht (Natura Med, Eifelkrone/K75 Medienpark, Academy of Sports, K-Active GmbH, Telegonos Publishing).

Carolin Caprano

- ➢ Tierheilpraktikerin (ATM)
- ➢ Tierphysiotherapeutin
- ➢ Autorin
- ➢ Illustratorin

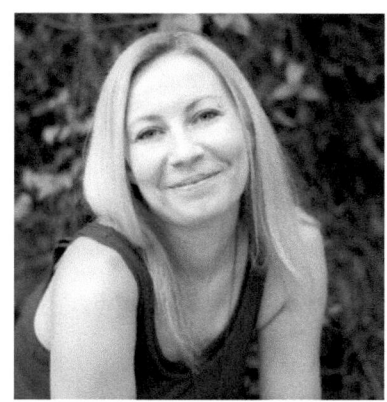

www.carolin-caprano.com

Literaturangaben

Bartz (Dr.), Jürgen: „Husten und Allergien bei Pferden"; Franckh Kosmos Verlag; Oktober 2004

Consilium Cedip Veterinaricum: Naturheilweisen am Tier; Lehmanns; September 2014

Daubenmerkl, Wolfgang: Tierkrankheiten und ihre Behandlung, 2. Auflage, Wissenschaftliche Verlagsgesellschaft mbH Stuttgart, ISBN 3-8047-2103-6

DHU: Homöopathisches Repetitorium, Ausgabe 2001, Deutsche Homöopathische Union Karlsruhe

Hammes, Ernst: EM und der Kreislauf des Lebens: naturwissenschaftlich – philosophisch – logisch"; Verlag Eifelkrone Musik & Buch; Oktober 2008

Marx-Holena, Hilke: „Homöopathie für Pferde"; BLV Buchverlag; 2005

Meyerdirks-Wüthrich, Ute: „Bach-Blütentherapie für Pferde"; Franckh-Kosmos Verlag; 2004

Rüsbüldt, Anke: „Mauke: Vorbeugen - Erkennen - Behandeln"; Cadmos Verlag; Januar 2002

Wittek, Cornelia: „Von Apfelessig bis Teebaumöl"; Kosmos; Januar 2005

Quast, Carolin: „Symptomenverzeichnis zur Schüßler-Salz-Therapie für Tiere"; Natura-Med-Verlag

Zeitler-Feicht, Margit H.: „Handbuch Pferdeverhalten: Ursache, Therapie und Prophylaxe von Problemverhalten"; Verlag Eugen Ulmer; 12. November 2015

Vielleicht interessieren Sie auch andere Bücher aus dem Verlag?!

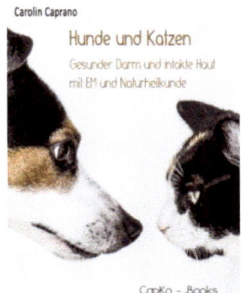

„Hunde und Katzen – Gesunder Darm und intakte Haut mit EM und Naturheilkunde"

Taschenbuch: 172 Seiten
ISBN-13: 978-3743115293
Größe: 14,8 x 1 x 21 cm
Printausgabe: € 14,99
E-Book: € 7,99

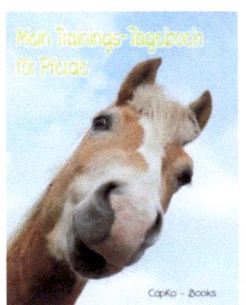

„Mein Trainings-Tagebuch für Pferde"

Taschenbuch: 68 Seiten
ISBN-13: 978-3743193307
Größe: 17 x 22 cm
Printausgabe: € 6,49

Weitere Bücher der Autorin:

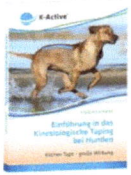

„Einführung in das Kinesiologische Taping bei Hunden"
Buchveröffentlichung (deutsch und englisch) über den K-Active-Verlag

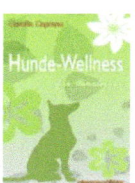

„Hunde-Wellness für Einsteiger"
Buchveröffentlichung bei telegonos-publishing

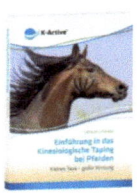

„Einführung in das Kinesiologische Taping bei Pferden"
Buchveröffentlichung (deutsch und englisch) über den K-Active-Verlag

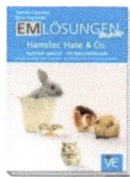

„EM Lösungen kompakt – Hamster, Hase & Co."
Buchveröffentlichung im Verlag Eifelkrone (jetzt K75 Medienpark)

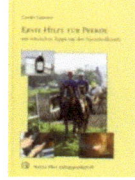

„Erste Hilfe für Pferde"
Buchveröffentlichung im Verlag Natura Med